肝衰竭标准数据集

组织编写　中国医师协会感染科医师分会
　　　　　浙江数字医疗卫生技术研究院
　　　　　传染病诊治国家重点实验室
　　　　　树兰（杭州）医院

人民卫生出版社

·北京·

图书在版编目(CIP)数据

肝衰竭标准数据集 / 中国医师协会感染科医师分会
等组织编写 . -- 北京:人民卫生出版社,2022.11
ISBN 978-7-117-34120-2

Ⅰ.①肝… Ⅱ.①中… Ⅲ.①肝功能衰竭 – 标准 – 数
据集 Ⅳ.① R575.3-65

中国版本图书馆 CIP 数据核字(2022)第 227824 号

人卫智网	www.ipmph.com	医学教育、学术、考试、健康,购书智慧智能综合服务平台
人卫官网	www.pmph.com	人卫官方资讯发布平台

肝衰竭标准数据集
Ganshuaijie Biaozhun Shujuji

组织编写:中国医师协会感染科医师分会
　　　　　浙江数字医疗卫生技术研究院
　　　　　传染病诊治国家重点实验室
　　　　　树兰(杭州)医院
出版发行:人民卫生出版社(中继线 010-59780011)
地　　址:北京市朝阳区潘家园南里 19 号
邮　　编:100021
E – mail:pmph @ pmph.com
购书热线:010-59787592　010-59787584　010-65264830

印　　刷:廊坊一二〇六印刷厂
经　　销:新华书店
开　　本:787×1092　1/16　　**印张**:12
字　　数:290 千字
版　　次:2022 年 11 月第 1 版
印　　次:2023 年 1 月第 1 次印刷
标准书号:ISBN 978-7-117-34120-2
定　　价:79.00 元

打击盗版举报电话:010-59787491　E-mail:WQ @ pmph.com
质量问题联系电话:010-59787234　E-mail:zhiliang @ pmph.com
数字融合服务电话:4001118166　　E-mail:zengzhi @ pmph.com

主　编　李兰娟

副主编　朱梦飞　居　斌

编　委（按姓氏笔画排序）

甘建和　苏州大学苏州医学院

朱烨琳　浙江数字医疗卫生技术研究院

朱梦飞　树兰（杭州）医院

刘小丽　浙江大学医学院附属第一医院、传染病诊治国家重点实验室

汤灵玲　树兰（杭州）医院

李用国　重庆医科大学附属第一医院

李兰娟　浙江大学医学院附属第一医院、传染病诊治国家重点实验室

李莹莹　浙江数字医疗卫生技术研究院

吴　涛　海南省人民医院

张建楠　浙江数字医疗卫生技术研究院

张赛男　树兰（杭州）医院

范林骁　树兰（杭州）医院

尚　佳　河南省人民医院

居　斌　浙江数字医疗卫生技术研究院

赵童童　浙江数字医疗卫生技术研究院

查裕忠　浙江数字医疗卫生技术研究院

夏　琦　浙江大学医学院附属第一医院、传染病诊治国家重点实验室

徐小微　浙江大学医学院附属第一医院、传染病诊治国家重点实验室

高海女　树兰（杭州）医院

黄建荣　浙江大学医学院附属第一医院、传染病诊治国家重点实验室

盛国平　树兰（杭州）医院

章益民　浙江大学医学院附属第一医院、传染病诊治国家重点实验室

颜华东　树兰（杭州）医院

秘　书　张建楠

肝衰竭标准数据集

主编介绍

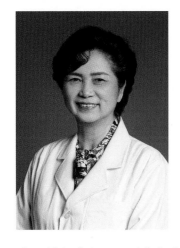

　　李兰娟　中国工程院院士、浙江大学教授、主任医师、博士研究生导师，国家重点学科传染病学、"211 工程"建设重点学科学术带头人，现为传染病诊治国家重点实验室主任、国家感染性疾病临床医学研究中心主任。

　　长期从事传染病临床、科研和教学工作。主要从事肝衰竭与人工肝、感染微生态以及新发突发传染病方面的研究。担任"艾滋病和病毒性肝炎等重大传染病防治"科技重大专项"十三五"计划技术副总师，中国医师协会感染科医师分会主任委员；全国人工肝培训基地主任；国际血液净化学会理事；《中华临床感染病杂志》、*Infectious Microbes & Diseases*、《中国微生态学杂志》主编等。

　　承担了国家"863""973""十五"攻关、国家自然科学基金重点项目等课题 20 余项，主编了我国首部《人工肝脏》《感染微生态学》，以及教育部规划教材《传染病学》等专著近 40 部，在 *Nature*、*Lancet*、*New England Journal of Medicine* 等国际顶级期刊上发表 SCI 文章 300 余篇。曾获国家科学技术进步奖特等奖 1 项，国家科学技术进步奖一等奖和二等奖各 2 项，浙江省科技大奖、光华工程科技奖、谈家桢生命科学奖临床医学奖、全国创新争先奖，获"全国优秀科技工作者""全国杰出专业技术人才""全国优秀共产党员""全国三八红旗手"和"抗击新冠肺炎疫情先进个人"等荣誉称号。

前言 ▲

　　随着数字技术的发展，通过数字化手段创新创造疾病诊疗方法与工具成为具有前景的新途径。其中，高质量的医疗健康数据是驱动大数据和人工智能赋能医疗的重要保证，以患者为中心的电子病历是健康医疗数据的主要来源，依托临床真实数据的科学研究是诊疗方法创新的关键基础。在此背景下，电子病历集成医疗健康大数据的临床科研一体化模式在各大医疗机构间逐步达成共识，但不同医疗机构间的数据孤岛现象严重阻碍了该模式的实现，推动精细化的临床专病/专科医疗信息标准化基础建设成为关键突破点。

　　新时期，专病/专科标准化建设亟须把握两个关键：一是，遵照数据共享"最小且必要"原则锁定核心数据，保证疾病诊疗数据中核心价值数据的完整性；二是，通过统一、规范的标准数据集指导电子病历系统的改造，加速提高核心数据的质量和有效性利用。专病/专科标准数据集的编制和应用可在数据层面提升临床科研共性数据标准化程度。

　　肝衰竭是肝脏疾病中的重症疾病，具有病情进展迅速、治疗难度高、医疗费用昂贵、总体预后较差等特点。在"健康中国"的宏伟愿景下，加快探索肝衰竭预防、诊断、治疗的方法、药物、工具非常有必要。《肝衰竭标准数据集》是肝脏疾病标准数据集系列之一，由浙江数字医疗卫生技术研究院牵头组织，多家单位协作参与，邀请医疗信息化领域专家与学者共同编写。本书的编制旨在推动肝衰竭专病临床和科研数据的标准化、规范化建设，实现信息化赋能患者重症疾病管理，加快大数据和人工智能驱动的肝衰竭疾病研究，早日突破肝衰竭患者治愈率低、预后差的现状。本书主要供各医疗机构、临床医学研究中心、信息系统供应商及相关医疗数据科学企业和研究人员参考，适用于电子病历系统与肝衰竭临床科研系统间的数据采集、存储、共享，以及肝衰竭临床科研一体化电子病历系统、单病种临床科研系统等信息系统的开发，可服务于临床科研（包括真实世界研究）所需临床来源数据采集和电子病历等医疗信息系统的标准化改造。

在内容编制方面，数据集编写团队精准定位肝衰竭疾病的临床诊疗过程数据和临床研究数据的交集，主要参考了临床数据交换标准协会（Clinical Data Interchange Standards Consortium，CDISC）创建并维护的临床数据采集标准（CDASH）和研究数据表格模型（SDTM）、开放式电子健康档案规范 openEHR 创建并维护的原型模型、HL7 快速医疗互操作性资源（Fast Healthcare Interoperability Resources，FHIR）创建并维护的资源框架、OHDISI 创建并维护的观察性医疗结果合作伙伴通用数据模型（Observational Medical Outcomes Partnership Common Data Model，OMOP CDM）等面向医疗临床与科研使用的信息标准，依据国家卫生健康委员会发布的《卫生健康信息基本数据集编制标准》（WS 370—2022）等多项卫生健康信息标准，从医疗和信息两个层面对共性数据进行标准化。此外，鉴于医工专业领域差距和沟通难题，本数据集提供了各个数据元在信息层面和医学层面的来源信息，实现了数据元的可追溯、可理解；数据元的内部标识符则体现了数据元间的连用关系，帮助加强信息学专业人才对于医学信息及数据元在医工交叉应用领域的理解，打破专业壁垒。

面对医学发展的日新月异，肝衰竭疾病诊疗技术、方法和数据元的标准化建设也应持续更新。本书中难免存在不足之处，恳请广大读者批评与指正，以便我们在今后的修订过程中不断完善。

李兰娟

中国工程院院士

传染病诊治国家重点实验室主任

2022 年 6 月

肝衰竭标准数据集

目录

肝衰竭标准数据集

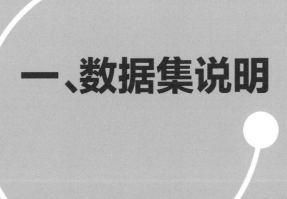

一、数据集说明

本数据集在编撰过程中参考了国际标准化组织制定的用于临床与科研数据信息互联互通标准,如 CDISC、openEHR、FHIR、OMOP CDM 等。依据数据元资源的专用属性的不同,数据集对数据元资源进行了分类。具体划分如下:①患者基本信息:规定了肝衰竭患者人口学基本信息、住院基本信息的数据元属性;②疾病状况:规定了肝衰竭患者在临床医疗 / 照护服务过程中由医疗服务人员评定、记录的疾病全周期信息,包括基础疾病史、相关肝脏疾病史、治疗史、接触史、饮酒史、过敏史、耐药史、家族史、疾病症状、疾病诊断、并发症诊断、病情与疗效评估、随访预后等信息的数据元属性;③临床观察:规定了对肝衰竭患者、设备或其他对象进行检测、观察后的观测结果信息,包括实验室检验、影像学检查、病理检查、测序检查、评估量表等信息的数据元属性;④不良事件:规定了肝衰竭患者治疗过程中出现不良反应的不良事件信息的数据元属性;⑤临床干预:规定了在临床医疗 / 照护服务过程中对患者所患疾病进行的预防、治疗等主动干预行为信息,包括手术 / 操作治疗、药物治疗、其他干预措施等信息的数据元属性;⑥医疗卫生成本:规定了肝衰竭患者接受医疗服务所产生的费用信息的数据元属性。

数据集中数据元由内部标识符、一级类别、二级类别、数据元名称、英文名称、定义、数据类型、表示格式、数据元允许值、单位、数据元来源、数据元属性描述来源组成。数据集遵循最小适用原则,共计包含 506 个数据元,基本涵盖现阶段肝衰竭临床诊疗和科研数据的共性用数需要。

内部标识符:数据元的唯一标识;按数据元的自然属性和特征进行分组标记,按数据元对应的一级类别代码、二级类别代码、顺序码从左向右顺序排序。其中,一级类别代码用 1 位数字表示,从 1 开始顺序编码;二级类别代码用 2 位数字表示,从 01 开始顺序编码,一级类别与二级类别代码之间加".区分;顺序码用 4 位数字表示,代表某二级类别下数据元序号。前 3 位数字从 001 开始顺序编码,第 4 位数字代表一组数据元的连用关系编码,从 1 开始顺序编码,无连用关系第 4 位数字的编码为 0。二级类别代码与顺序码之间加".区分。

数据元名称:用于标识数据元的主要手段,是由一个或多个词构成的命名。

英文名称:数据元的英文名称。

定义:表达一个数据元的本质特性并使其区别于所有其他数据元的陈述。

数据类型:用于表示数据元的符号、字符或其他表示的类型。

表示格式：从业务角度规定的数据元值的格式需求，包括所允许的最大和/或最小字符长度，数据元值的表示格式等。

数据元允许值：指数据元对应值域的描述性表示或引用的值域。

单位：数据元数值的计量单位。

数据元来源：用于表示数据元的业务来源依据，包括领域权威的指南、专家共识、教材、术语规范、权威期刊收录的文献等。

数据元属性描述来源：用于表示数据元的信息描述依据，包括相关国家标准、行业标准、地方标准和团体标准、ICD-10、ICD-CM-9、LONIC 等。

为保证《肝衰竭标准数据集》的持续适用性，浙江数字医疗卫生技术研究院联合医学协作团队，将定期根据肝衰竭相关的权威指南标准、专家共识、最新文献和专家意见等以及学科临床科研数据需求，对现有数据元属性表格进行增、删、改、查，并在浙江数字医疗卫生技术研究院 HiTA 知识服务平台发布更新版本，更新版本将注明版本号、修订内容和修订原因。

本书版权及相关商标归浙江数字医疗卫生技术研究院所有。使用本书数据集须经过浙江数字医疗卫生技术研究院同意并授权，违者必究。

肝衰竭标准数据集

二、数据集内容

（一）患者基本信息

患者基本信息包括人口学基本信息、住院基本信息数据元。

标识符	一级类别	二级类别	数据元名称	英文名称	定义	数据类型	表示格式	数据元允许值	单位	数据元来源	数据元属性描述来源
1.01.0010	患者基本信息	人口学基本信息	姓名	name	个体在公安户籍管理部门正式登记注册、人事档案中正式记载的中文姓氏名称	字符型	A..50	/	/	WS 445.10—2014 电子病历基本数据集 第 10 部分：住院病案首页[1]	WS 363.3—2011 卫生信息数据元目录 第 3 部分：人口学及社会经济学特征[2]
1.01.0020	患者基本信息	人口学基本信息	性别代码	gender	个体生理性别在特定编码体系中的代码	数值型	N1	人的性别代码表（GB/T 2261.1—2003）	/	WS 445.10—2014 电子病历基本数据集 第 10 部分：住院病案首页[1]	WS 363.3—2011 卫生信息数据元目录 第 3 部分：人口学及社会经济学特征[2]

续表

标识符	一级类别	二级类别	数据元名称	英文名称	定义	数据类型	表示格式	数据元允许值	单位	数据元来源	数据元属性描述来源
1.01.0030	患者基本信息	人口学基本信息	国籍代码	nationality	个体所属国籍在特定编码体系中的代码	字符型	AN3	国家和地区名称代码表（GB/T 2659—2000）	/	WS 445.10—2014 电子病历基本数据集 第10部分：住院病案首页[1]	WS 363.3—2011 卫生信息数据元目录 第3部分：人口学及社会经济学特征[2]
1.01.0040	患者基本信息	人口学基本信息	民族代码	ethnicity	个体所属的、经国家认可在户籍管理部门登记注册的民族名称	字符型	N2	中国各民族代码表（GB/T 3304—1991）	/	WS 445.10—2014 电子病历基本数据集 第10部分：住院病案首页[1]	WS 363.3—2011 卫生信息数据元目录 第3部分：人口学及社会经济学特征[2]
1.01.0051	患者基本信息	人口学基本信息	身份证件类别代码	ID type	由特定机构颁发的可以证明个人身份的证件类型	字符型	N2	身份证件类别代码表（WS 364.3—2011）	/	WS 445.10—2014 电子病历基本数据集 第10部分：住院病案首页[1]	WS 363.3—2011 卫生信息数据元目录 第3部分：人口学及社会经济学特征[2]
1.01.0052	患者基本信息	人口学基本信息	身份证件号码	ID number	个体身份证件上记载的、可唯一标识个人身份的号码	字符型	AN..18	/	/	WS 445.10—2014 电子病历基本数据集 第10部分：住院病案首页[1]	WS 363.3—2011 卫生信息数据元目录 第3部分：人口学及社会经济学特征[2]

标识符	一级类别	二级类别	数据元名称	英文名称	定义	数据类型	表示格式	数据元允许值	单位	数据元来源	数据元属性描述来源
1.01.0060	患者基本信息	人口学基本信息	出生日期	date of birth	个体出生当日的公元纪年日期的完整描述	日期型	YYYYMMDD	/	/	WS 445.10—2014 电子病历基本数据集 第10部分：住院病案首页[1]	WS 363.3—2011 卫生信息数据元目录 第3部分：人口学及社会经济学特征[2]
1.01.0070	患者基本信息	人口学基本信息	年龄	age	个体出生后按照日历计算的历法年龄，以实足年龄的相应整数填写	数值型	N3	/	岁	WS 445.10—2014 电子病历基本数据集 第10部分：住院病案首页[1]	WS 363.3—2011 卫生信息数据元目录 第3部分：人口学及社会经济学特征[2]
1.01.0080	患者基本信息	人口学基本信息	居民健康卡号	resident health card number	个体持有的全国统一的居民健康卡的编号	字符型	AN..18	/	/	WS 445.10—2014 电子病历基本数据集 第10部分：住院病案首页[1]	WS 445.1—2014 电子病历基本数据集 第1部分：病历概要[3]
1.01.0090	患者基本信息	人口学基本信息	职业类别代码	occupation	个体从事的职业类别	字符型	N2	职业类别代码表（WS 364.3—2011）	/	WS 445.10—2014 电子病历基本数据集 第10部分：住院病案首页[1]	WS 363.3—2011 卫生信息数据元目录 第3部分：人口学及社会经济学特征[2]
1.01.0100	患者基本信息	人口学基本信息	电话号码	telephone number	患者/受试者联系电话的号码，包括国际、国内区号和分机号	字符型	AN..20	/	/	WS 445.10—2014 电子病历基本数据集 第10部分：住院病案首页[1]	WS 363.3—2011 卫生信息数据元目录 第3部分：人口学及社会经济学特征[2]

标识符	一级类别	二级类别	数据元名称	英文名称	定义	数据类型	表示格式	数据元允许值	单位	数据元来源	数据元属性描述来源
1.01.0111	患者基本信息	人口学基本信息	现住地址 – 省（自治区、直辖市）	address–province	患者/受试者现住地址中的省、自治区或直辖市名称	字符型	AN..70	/	/	WS 445.10—2014 电子病历基本数据集 第10部分：住院病案首页[1]	WS 365—2011 城乡居民健康档案基本数据集[4]
1.01.0112	患者基本信息	人口学基本信息	现住地址 – 市（地区、州）	address–city	患者/受试者现住地址中的市、地区或州的名称	字符型	AN..70	/	/	WS 445.10—2014 电子病历基本数据集 第10部分：住院病案首页[1]	WS 365—2011 城乡居民健康档案基本数据集[4]
1.01.0113	患者基本信息	人口学基本信息	现住地址 – 县（区）	address–county	患者/受试者现住地址中的县或区名称	字符型	AN..70	/	/	WS 445.10—2014 电子病历基本数据集 第10部分：住院病案首页[1]	WS 365—2011 城乡居民健康档案基本数据集[4]
1.01.0114	患者基本信息	人口学基本信息	现住地址 – 乡（镇、街道办事处）	address–township	患者/受试者现住地址中的乡、镇或城市的街道办事处名称	字符型	AN..70	/	/	WS 445.10—2014 电子病历基本数据集 第10部分：住院病案首页[1]	WS 365—2011 城乡居民健康档案基本数据集[4]
1.01.0115	患者基本信息	人口学基本信息	现住地址 – 村（街、路、弄等）	address–village	患者/受试者现住地址中的村或城市的街、路、里、弄等名称	字符型	AN..70	/	/	WS 445.10—2014 电子病历基本数据集 第10部分：住院病案首页[1]	WS 365—2011 城乡居民健康档案基本数据集[4]

续表

标识符	一级类别	二级类别	数据元名称	英文名称	定义	数据类型	表示格式	数据元允许值	单位	数据元来源	数据元属性描述来源
1.01.0116	患者基本信息	人口学基本信息	现住地址–门牌号码	address–house number	患者/受试者现住地址中的门牌号码	字符型	AN..70	/	/	WS 445.10—2014 电子病历基本数据集 第10部分:住院病案首页[1]	WS 365—2011 城乡居民健康档案基本数据集[4]
1.02.0010	患者基本信息	住院基本信息	医疗机构名称	name of medical institution	患者/受试者所在的医疗卫生机构的名称	字符型	AN..70	/	/	WS 445.10—2014 电子病历基本数据集 第10部分:住院病案首页[1]	WS 445.10—2014 电子病历基本数据集 第10部分:住院病案首页[1]
1.02.0020	患者基本信息	住院基本信息	医疗机构级别代码	classification of medical institution	患者/受试者所在的医疗卫生机构按地区区划划分的级别代码	字符型	N2	卫生机构级别代码表(WS 364.14—2011)	/	WS 445.10—2014 电子病历基本数据集 第10部分:住院病案首页[1]	WS 365—2011 城乡居民健康档案基本数据集[4]
1.02.0030	患者基本信息	住院基本信息	测序机构名称	name of sequencing organization	受试者接受样本测序所在检测机构的名称	字符型	AN..70	/	/	遗传变异分类标准与指南[5]	WS 365—2011 城乡居民健康档案基本数据集[4]
1.02.0040	患者基本信息	住院基本信息	测序机构统一社会信用代码	sequencing organization unified social credit	受试者接受样本测序所在检测机构对应的全国组织机构统一社会信用代码	字符型	AN18	/	/	遗传变异分类标准与指南[5]	WS 365—2011 城乡居民健康档案基本数据集[4]
1.02.0050	患者基本信息	住院基本信息	住院号	admission number	患者/受试者在医院的唯一标识符	字符型	AN..10	/	/	WS 445.10—2014 电子病历基本数据集 第10部分:住院病案首页[1]	WS 363.2—2011 卫生信息数据元目录 第2部分:标识[6]

标识符	一级类别	二级类别	数据元名称	英文名称	定义	数据类型	表示格式	数据元允许值	单位	数据元来源	数据元属性描述来源
1.02.0060	患者基本信息	住院基本信息	病案号	medical record number	患者/受试者在医疗机构住院建立的病案号	字符型	AN..18	/	/	WS 445.10—2014 电子病历基本数据集 第10部分：住院病案首页[1]	WS 363.2—2011 卫生信息数据元目录 第2部分：标识[6]
1.02.0070	患者基本信息	住院基本信息	入院日期时间	admission datetime	患者/受试者实际办理入院手续时的公元纪年日期和时间的完整描述	日期时间型	YYYY MMDD Thhmmss	/	/	WS 445.10—2014 电子病历基本数据集 第10部分：住院病案首页[1]	WS 363.12—2011 卫生信息数据元目录 第12部分：计划与干预[7]
1.02.0080	患者基本信息	住院基本信息	出院日期时间	discharge datetime	患者/受试者实际办理出院手续时的公元纪年日期和时间的完整描述	日期时间型	YYYY MMDD Thhmmss	/	/	WS 445.10—2014 电子病历基本数据集 第10部分：住院病案首页[1]	WS 363.12—2011 卫生信息数据元目录 第12部分：计划与干预[7]
1.02.0091	患者基本信息	住院基本信息	科室名称	department name	患者/受试者在医疗机构就诊的科室名称	字符型	AN..50	/	/	WS 445.10—2014 电子病历基本数据集 第10部分：住院病案首页[1]	WS 363.14—2011 卫生信息数据元目录 第14部分：卫生机构[8]
1.02.0092	患者基本信息	住院基本信息	科室代码	department	患者/受试者在医疗机构就诊科室的代码	字符型	AN..9	医疗卫生机构业务科室分类代码表（国卫办规划函〔2019〕380号）	/	WS 445.10—2014 电子病历基本数据集 第10部分：住院病案首页[1]	WS 363.14—2011 卫生信息数据元目录 第14部分：卫生机构[8]

（二）疾病状况

疾病状况包含肝衰竭疾病诱因与病因、疾病诊断、疾病发展趋向、疾病结局等信息。本章细分包括基础疾病史、相关肝脏疾病史、饮酒史、接触史、家族史、肝衰竭治疗史、过敏史、耐药史、疾病症状、疾病诊断、并发症诊断、病情与疗效评估、随访预后数据元。

标识符	一级类别	二级类别	数据元名称	英文名称	定义	数据类型	表示格式	数据元允许值	单位	数据元来源	数据元属性描述来源
2.01.0010	疾病状况	基础疾病史	常见慢性病史代码	chronic disease history	患者/受试者所患常见基础疾病系肝衰竭相关因素分类的代码	字符型	N1	常见慢性疾病史代码表	/	中国居民营养与慢性病状况报告（2020年）[9]	WS 363.1—2011 卫生信息数据元目录第1部分：总则[10]
2.02.0010	疾病状况	相关肝脏疾病史	病毒性肝炎史代码	virus hepatitis history	患者/受试者患病毒性肝炎的类别代码	字符型	N1	病毒性肝炎史代码表	/	慢性乙型肝炎防治指南（2019年版）[11]	WS 363.1—2011 卫生信息数据元目录第1部分：总则[10]
2.02.0020	疾病状况	相关肝脏疾病史	其他病毒感染史代码	other virus infections history	患者/受试者患其他非嗜肝病毒感染的类别代码	字符型	N1	其他病毒感染史代码表	/	慢性乙型肝炎防治指南（2019年版）[11]	WS 363.1—2011 卫生信息数据元目录第1部分：总则[10]
2.02.0030	疾病状况	相关肝脏疾病史	肝脏其他疾病史代码	other liver diseases history	患者/受试者患其他肝脏疾病的类别代码	字符型	N1	肝脏其他疾病史代码表	/	肝衰竭诊治指南（2018年版）[12]	WS 363.1—2011 卫生信息数据元目录第1部分：总则[10]

续表

标识符	一级类别	二级类别	数据元名称	英文名称	定义	数据类型	表示格式	数据元允许值	单位	数据元来源	数据元属性描述来源
2.02.0040	疾病状况	相关肝脏疾病史	胆管疾病史代码	biliary diseases history	患者/受试者患胆管疾病的类别代码	字符型	N1	1.先天性胆管闭锁 2.胆汁淤积性肝病 3.其他	/	肝衰竭诊治指南（2018年版）[12]	WS 363.1—2011卫生信息数据元目录第1部分：总则[10]
2.02.0050	疾病状况	相关肝脏疾病史	肠道疾病史代码	bowel disease history	患者/受试者患肠道疾病的类别代码	字符型	N1	1.肠道功能障碍 2.其他	/	HBV相关慢加急性肝衰竭中西医结合诊疗推荐意见[13]	WS 363.1—2011卫生信息数据元目录第1部分：总则[10]
2.02.0060	疾病状况	相关肝脏疾病史	代谢和遗传疾病史代码	metabolic and genetic diseases history	患者/受试者患代谢和遗传疾病的类别代码	字符型	N1	遗传代谢疾病史代码表	/	North American Society for Pediatric Gastroenterology, Hepatology, and Nutrition Position Paper on the Diagnosis and Management of Pediatric Acute Liver Failure[14]	WS 363.1—2011卫生信息数据元目录第1部分：总则[10]
2.02.0070	疾病状况	相关肝脏疾病史	循环衰竭疾病史代码	circulatory failure disease history	患者/受试者患循环衰竭疾病的类别代码	字符型	N1	循环衰竭疾病史代码表	/	肝衰竭诊治指南（2018年版）[12]	WS 363.1—2011卫生信息数据元目录第1部分：总则[10]

续表

标识符	一级类别	二级类别	数据元名称	英文名称	定义	数据类型	表示格式	数据元允许值	单位	数据元来源	数据元属性描述来源
2.02.0080	疾病状况	相关肝脏疾病史	细菌及寄生虫感染疾病史代码	bacterial and parasitic infection history	患者/受试者患细菌及寄生虫感染疾病的类别代码	字符型	N1	1. 脓毒症 2. 血吸虫病 3. 其他	/	肝衰竭诊治指南(2018年版)[12]	WS 363.1—2011卫生信息数据元目录第1部分:总则[10]
2.02.0090	疾病状况	相关肝脏疾病史	多重耐药菌感染史标志	multidrug-resistant bacterial infections	标识患者/受试者有无发生耐多药细菌(MDROs)感染的经历	布尔型	T/F	/	/	Multidrug-resistant bacterial infections in patients with decompensated cirrhosis and with acute-on-chronic liver failure in Europe[15]	WS 363.1—2011卫生信息数据元目录第1部分:总则[10]
2.02.0101	疾病状况	相关肝脏疾病史	药物性肝损伤史标志	drug-induced liver injury history	标识患者/受试者有无发生过药物性肝损伤	布尔型	T/F	/	/	肝衰竭诊治指南(2018年版)[12]	WS 363.1—2011卫生信息数据元目录第1部分:总则[10]
2.02.0102	疾病状况	相关肝脏疾病史	用药史-肝损伤性药物类别代码	drug category induced liver injury	患者/受试者服用过的肝损伤性药物的类别代码	字符型	N1	肝损伤性药物用药史类别代码表	/	药物性肝损伤基层诊治指南(2019年)[16]	WS 363.1—2011卫生信息数据元目录第1部分:总则[10]
2.02.0103	疾病状况	相关肝脏疾病史	用药史-肝损伤性药物名称	drug name induced liver injury	患者/受试者服用过的肝损伤性药物的名称	字符型	AN..50	/	/	药物性肝损伤基层诊治指南(2019年)[16]	WS 363.16—2011卫生信息数据元目录第16部分:药品、设备与材料[17]

标识符	一级类别	二级类别	数据元名称	英文名称	定义	数据类型	表示格式	数据元允许值	单位	数据元来源	数据元属性描述来源
2.02.0111	疾病状况	相关肝脏疾病史	术后肝衰竭史标志	postoperative liver failure history	患者/受试者是否术后肝衰竭	布尔型	T/F	/	/	肝衰竭诊治指南(2018年版)[12]	WS 363.1—2011卫生信息数据元目录第1部分:总则[10]
2.02.0112	疾病状况	相关肝脏疾病史	手术及操作名称	name of operation	引起患者/受试者肝衰竭的手术及操作的名称	字符型	AN..80	/	/	肝衰竭诊治指南(2018年版)[12]	WS 363.1—2011卫生信息数据元目录第1部分:总则[10]
2.02.0120	疾病状况	相关肝脏疾病史	其他相关疾病史代码	other relevant disease history	引起患者/受试者肝衰竭的其他疾病的类别代码	字符型	N1	1.创伤 2.热射病 3.其他	/	肝衰竭诊治指南(2018年版)[12]	WS 363.1—2011卫生信息数据元目录第1部分:总则[10]
2.03.0011	疾病状况	肝衰竭治疗史	肝衰竭药物治疗史标志	medication history for liver failure	标识患者/受试者是否接受过针对肝衰竭进行的药物治疗	布尔型	T/F	/	/	肝衰竭诊治指南(2018年版)[12]	WS 363.1—2011卫生信息数据元目录第1部分:总则[10]
2.03.0012	疾病状况	肝衰竭治疗史	肝衰竭治疗用药类型代码	drug category for liver failure	患者/受试者接受肝衰竭药物治疗所用药物的类别代码	字符型	N1	肝衰竭治疗用药类型代码表	/	药物性肝损伤的流行病学[18]	WS 363.1—2011卫生信息数据元目录第1部分:总则[10]
2.03.0013	疾病状况	肝衰竭治疗史	用药史－治疗药物名称	medication history–name of therapeutic drug	患者/受试者曾接受肝衰竭治疗所用药物的名称	字符型	AN..50	/	/	药物性肝损伤的流行病学[18]	WS 363.16—2011卫生信息数据元目录 第16部分:药品、设备与材料[17]

续表

标识符	一级类别	二级类别	数据元名称	英文名称	定义	数据类型	表示格式	数据元允许值	单位	数据元来源	数据元属性描述来源
2.03.0014	疾病状况	肝衰竭治疗史	用药史 – 剂型代码	medication history–dosage form	患者/受试者曾接受肝衰竭治疗所用药物的剂型	字符型	N2	药物剂型代码表（WS 364.16—2011）	/	药物临床试验质量管理规范[19]	WS 363.16—2011卫生信息数据元目录 第16部分：药品、设备与材料[17]
2.03.0015	疾病状况	肝衰竭治疗史	用药史 – 剂量	medication history–dosage	患者/受试者接受肝衰竭治疗所用药物的一次用药剂量	数值型	N..5,2	/	/	药物临床试验质量管理规范[19]	WS 363.16—2011卫生信息数据元目录 第16部分：药品、设备与材料[17]
2.03.0016	疾病状况	肝衰竭治疗史	用药史 – 剂量单位	medication history–dose unit	患者/受试者接受肝衰竭治疗所用药物不同剂型所对应的剂量单位	字符型	AN..6	/	/	药物临床试验质量管理规范[19]	WS 363.16—2011卫生信息数据元目录 第16部分：药品、设备与材料[17]
2.03.0017	疾病状况	肝衰竭治疗史	用药史 – 最后一次用药时间	medication history–last medication time	患者/受试者接受肝衰竭药物治疗最后一次用药的公元纪年日期和时间的完整描述	日期时间型	YYYY MMDD Thhmmss	/	/	Drug–induced liver injury: Asia Pacific Association of Study of Liver consensus guidelines[20]	WS 363.1—2011卫生信息数据元目录 第1部分：总则[10]
2.03.0018	疾病状况	肝衰竭治疗史	停药标志	drug withdrawal	标识患者/受试者是否在肝衰竭药物治疗期间停止用药	布尔型	T/F	/	/	Drug–induced liver injury: Asia Pacific Association of Study of Liver consensus guidelines[20]	WS 363.1—2011卫生信息数据元目录 第1部分：总则[10]

标识符	一级类别	二级类别	数据元名称	英文名称	定义	数据类型	表示格式	数据元允许值	单位	数据元来源	数据元属性描述来源
2.03.0021	疾病状况	肝衰竭治疗史	非手术性操作治疗史标志	non-surgical operation history	标识患者/受试者是否接受过治疗肝衰竭的非手术性操作	布尔型	T/F	/	/	肝衰竭诊治指南(2018年版)[12]	WS 363.1—2011卫生信息数据元目录第1部分：总则[10]
2.03.0022	疾病状况	肝衰竭治疗史	非手术性操作分类代码	non-surgical operative category	患者/受试者接受过的治疗肝衰竭的非手术性操作的类别代码	字符型	N1	1.李氏人工肝 2.其他	/	肝衰竭诊治指南(2018年版)[12]	WS 363.1—2011卫生信息数据元目录第1部分：总则[10]
2.03.0023	疾病状况	肝衰竭治疗史	非手术性操作名称	non-surgical operative name	患者/受试者接受过的治疗肝衰竭的非手术性操作的名称	字符型	AN..80		/	肝衰竭诊治指南(2018年版)[12]	WS 363.1—2011卫生信息数据元目录第1部分：总则[10]
2.03.0031	疾病状况	肝衰竭治疗史	肝衰竭手术治疗史标志	surgical history for liver failure	标识患者/受试者是否接受过肝衰竭手术治疗	布尔型	T/F	/	/	肝衰竭诊治指南(2018年版)[12]	WS 363.1—2011卫生信息数据元目录第1部分：总则[10]
2.03.0032	疾病状况	肝衰竭治疗史	肝衰竭手术治疗分类代码	surgical history for liver failure	患者/受试者接受过治疗肝衰竭的手术的类别代码	字符型	N1	1.肝移植 2.干细胞移植 3.其他	/	肝衰竭诊治指南(2018年版)[12]	WS 363.1—2011卫生信息数据元目录第1部分：总则[10]
2.03.0041	疾病状况	肝衰竭治疗史	其他干预措施标志	other intervention history	标识患者/受试者是否接受过其他干预肝衰竭疾病的治疗措施	布尔型	T/F	/	/	肝衰竭诊治指南(2018年版)[12]	WS 363.1—2011卫生信息数据元目录第1部分：总则[10]

标识符	一级类别	二级类别	数据元名称	英文名称	定义	数据类型	表示格式	数据元允许值	单位	数据元来源	数据元属性描述来源
2.03.0042	疾病状况	肝衰竭治疗史	其他干预措施分类代码	other intervention category	患者/受试者接受过的其他干预肝衰竭疾病措施的类别代码	字符型	N1	1. 粪便微生物移植 2. 其他	/	肝衰竭诊治指南（2018 年版）[12]	WS 363.1—2011 卫生信息数据元目录第 1 部分：总则 [10]
2.03.0043	疾病状况	肝衰竭治疗史	其他干预措施名称	other intervention name	患者/受试者接受过的其他干预肝衰竭疾病措施的名称	字符型	AN..80	/	/	肝衰竭诊治指南（2018 年版）[12]	WS 363.1—2011 卫生信息数据元目录第 1 部分：总则 [10]
2.04.0011	疾病状况	接触史	接触毒蕈标志	toadstool contact history	标识患者/受试者是否接触毒蕈	布尔型	T/F	/	/	肝衰竭诊治指南（2018 年版）[12]	WS 363.1—2011 卫生信息数据元目录第 1 部分：总则 [10]
2.04.0012	疾病状况	接触史	接触毒蕈名称	toadstool name	患者/受试者接触毒蕈的名称	字符型	AN..20	/	/	肝衰竭诊治指南（2018 年版）[12]	WS 363.1—2011 卫生信息数据元目录第 1 部分：总则 [10]
2.04.0021	疾病状况	接触史	接触有毒微生物标志	exposure to toxic microorganism	标识患者/受试者是否接触毒素	布尔型	T/F	/	/	肝衰竭诊治指南（2018 年版）[12]	WS 363.1—2011 卫生信息数据元目录第 1 部分：总则 [10]
2.04.0022	疾病状况	接触史	接触有毒微生物类型代码	type of toxic microorganism	患者/受试者接触毒素的类型代码	字符型	N1	1. 细菌毒素 2. 黄曲霉毒素 3. 其他	/	慢性乙型肝炎防治指南（2019 年版）[11]	WS 363.1—2011 卫生信息数据元目录第 1 部分：总则 [10]
2.04.0023	疾病状况	接触史	接触有毒微生物名称	name of toxic microorganism	标识患者/受试者接触有毒微生物在特定命名系统下的名称描述	字符型	AN..80	/	/	慢性乙型肝炎防治指南（2019 年版）[11]	WS 363.1—2011 卫生信息数据元目录第 1 部分：总则 [10]

标识符	一级类别	二级类别	数据元名称	英文名称	定义	数据类型	表示格式	数据元允许值	单位	数据元来源	数据元属性描述来源
2.04.0031	疾病状况	接触史	接触有毒化学物质标志	exposure to toxic chemicals	标识患者/受试者是否接触有毒化学物质	布尔型	T/F	/	/	慢性乙型肝炎防治指南(2019年版)[11]	WS 363.1—2011卫生信息数据元目录第1部分：总则[10]
2.04.0032	疾病状况	接触史	接触有毒化学物质名称	name of toxic chemicals	患者/受试者接触有毒化学物质名称的完整描述	字符型	AN..80			慢性乙型肝炎防治指南(2019年版)[11]	WS 363.1—2011卫生信息数据元目录第1部分：总则[10]
2.05.0011	疾病状况	饮酒史	饮酒标志	alcohol drinking	标识患者/受试者是否饮酒	布尔型	T/F	/	/	肝衰竭诊治指南(2018年版)[12]	WS 363.5—2011卫生信息数据元目录第5部分：健康危险因素[21]
2.05.0012	疾病状况	饮酒史	饮酒种类代码	types of alcohol	患者/受试者饮酒类型的分类代码	字符型	N..2	饮酒种类代码表（WS 364.5—2011）	/	肝衰竭诊治指南(2018年版)[12]	WS 363.5—2011卫生信息数据元目录第5部分：健康危险因素[21]
2.05.0013	疾病状况	饮酒史	饮酒时长	duration of drinking	患者/受试者饮酒的累计时间长度	数值型	N..2	/	年	肝衰竭诊治指南(2018年版)[12]	WS 363.5—2011卫生信息数据元目录第5部分：健康危险因素[21]
2.05.0014	疾病状况	饮酒史	平均每日饮酒量	average daily alcohol consumption	患者/受试者平均每天的饮酒量	数值型	N..3	/	ml	肝衰竭诊治指南(2018年版)[12]	T/CMDA 003—2020肝胆疾病标准数据规范：肝癌科研病历标准数据集[22]

续表

标识符	一级类别	二级类别	数据元名称	英文名称	定义	数据类型	表示格式	数据元允许值	单位	数据元来源	数据元属性描述来源
2.05.0015	疾病状况	饮酒史	仍饮酒持续时长	duration of still drinking	患者/受试者确诊肝脏相关疾病后仍持续饮酒的总月数	数值型	N..3	/	月	肝衰竭诊治指南(2018年版)[12]	T/CMDA 003—2020肝胆疾病标准数据规范:肝癌科研病历标准数据集[22]
2.05.0021	疾病状况	饮酒史	戒酒标志	temperance	标识患者/受试者是否戒酒	布尔型	T/F	/	/	肝衰竭诊治指南(2018年版)[12]	WS 363.5—2011卫生信息数据元目录第5部分:健康危险因素[21]
2.05.0022	疾病状况	饮酒史	已戒酒持续时长	duration of temperance	患者/受试者戒酒持续的总月数	数值型	N..3	/	月	肝衰竭诊治指南(2018年版)[12]	T/CMDA 003—2020肝胆疾病标准数据规范:肝癌科研病历标准数据集[22]
2.06.0010	疾病状况	过敏史	过敏史标志	allergy history	标识患者/受试者有无过敏史经历	布尔型	T/F	/	/	药物性肝损伤基层诊疗指南(2019年)[16]	WS 363.4—2011卫生信息数据元目录第4部分:健康史[23]
2.06.0021	疾病状况	过敏史	药物过敏标志	drug allergy history	标识患者/受试者在本次住院治疗以及既往就诊过程中有无明确药物过敏史	布尔型	T/F	/	/	药物性肝损伤基层诊疗指南(2019年)[16]	WS 445.10—2014电子病历基本数据集 第10部分:住院病案首页[1]
2.06.0022	疾病状况	过敏史	过敏药物类型代码	allergy drug type	致患者/受试者药物过敏的药物类别代码	字符型	N1	过敏药物种类代码表	/	药物性肝损伤基层诊疗指南(2019年)[16]	WS 363.1—2011卫生信息数据元目录第1部分:总则[10]

标识符	一级类别	二级类别	数据元名称	英文名称	定义	数据类型	表示格式	数据元允许值	单位	数据元来源	数据元属性描述来源
2.06.0023	疾病状况	过敏史	过敏药物名称	allergy drug name	诱发患者/受试者过敏反应的药物的名称	字符型	AN..50	/	/	药物性肝损伤基层诊疗指南(2019年)[16]	WS 363.16—2011卫生信息数据元目录 第16部分：药品、设备与材料[17]
2.07.0011	疾病状况	耐药史	乙肝抗病毒药物耐药史标志	resistance history of hepatitis B antiviral agents	标识患者/受试者早期乙肝抗病毒治疗过程中有无发生耐药的经历	布尔型	T/F	/	/	药物性肝损伤基层诊疗指南(2019年)[16]	WS 363.1—2011卫生信息数据元目录 第1部分：总则[10]
2.07.0012	疾病状况	耐药史	乙肝抗病毒药物耐药药物名称	name of drug-resistant hepatitis B antiviral agents	患者/受试者早期乙肝抗病毒治疗发生耐药的药物名称	字符型	AN..50	/	/	药物性肝损伤基层诊疗指南(2019年)[16]	WS 363.16—2011卫生信息数据元目录 第16部分：药品、设备与材料[17]
2.07.0021	疾病状况	耐药史	丙肝抗病毒药物耐药史标志	resistance history of hepatitis C antiviral agents	标识患者/受试者丙肝抗病毒治疗过程中有无产生耐药	布尔型	T/F	/	/	丙型肝炎防治指南(2019年版)[24]	WS 363.1—2011卫生信息数据元目录 第1部分：总则[10]
2.07.0022	疾病状况	耐药史	丙肝抗病毒药物耐药药物名称	name of drug-resistant hepatitis C antiviral agents	患者/受试者早期丙肝抗病毒治疗发生耐药的药物名称	字符型	AN..50	/	/	丙型肝炎防治指南(2019年版)[24]	WS 363.16—2011卫生信息数据元目录 第16部分：药品、设备与材料[17]

续表

标识符	一级类别	二级类别	数据元名称	英文名称	定义	数据类型	表示格式	数据元允许值	单位	数据元来源	数据元属性描述来源
2.08.0011	疾病状况	家族史	慢性肝病家族史标志	family history of chronic liver disease	标识患者/受试者3代以内有血缘关系的亲属有无慢性肝病患病史	布尔型	T/F	/	/	Mutations in NBAS and SCYL1, genetic causes of recurrent liver failure in children: Three case reports and a literature review[25]	WS 363.1—2011卫生信息数据元目录第1部分：总则[10]
2.08.0012	疾病状况	家族史	亲属患病年龄	relative's sick age	患者/受试者亲属患慢性肝病当时的年龄	数值型	N..3	/	岁	Mutations in NBAS and SCYL1, genetic causes of recurrent liver failure in children: Three case reports and a literature review[25]	T/CMDA 003—2020肝胆疾病标准数据规范：肝癌科研病历标准数据集[22]
2.08.0013	疾病状况	家族史	与3代内有血缘关系的患病成员的关系代码	relationship to affected members of blood relatives within 3 generations	患者/受试者与3代以内有血缘关系的患病家族成员的关系	字符型	N2	家庭关系代码表（GB/T 4761—2008）	/	Mutations in NBAS and SCYL1, genetic causes of recurrent liver failure in children: Three case reports and a literature review[25]	WS 363.1—2011卫生信息数据元目录第1部分：总则[10]

标识符	一级类别	二级类别	数据元名称	英文名称	定义	数据类型	表示格式	数据元允许值	单位	数据元来源	数据元属性描述来源
2.09.0010	疾病状况	疾病症状	意识状态代码	consciousness	患者/受试者意识状态情况代码	字符型	N2	意识状态代码表（DB 33/T 853—2011）	/	肝衰竭诊治指南（2018年版）[12]	DB 33/T 853—2011传染病防治基本数据集[26]
2.09.0020	疾病状况	疾病症状	极度乏力标志	extreme fatigue	标识患者/受试者有无极度乏力	布尔型	T/F	/	/	肝衰竭诊治指南（2018年版）[12]	WS 363.1—2011卫生信息数据元目录第1部分：总则[10]
2.09.0030	疾病状况	疾病症状	定向力代码	orientation	患者/受试者当前对时间、地点、人物及自身状态的认识能力代码	字符型	N1	1. 正常 2. 减退 3. 查体不合作	/	肝衰竭诊治指南（2018年版）[12]	T/CHIA 19.1—2021脑血管病电子病历数据集标准 第1部分：入院记录[27]
2.09.0040	疾病状况	疾病症状	计算力代码	arithmetical skill	患者/受试者当前的计算力代码	字符型	N1	1. 正常 2. 减退 3. 查体不合作	/	肝衰竭诊治指南（2018年版）[12]	T/CHIA 19.1—2021脑血管病电子病历数据集标准 第1部分：入院记录[27]
2.09.0050	疾病状况	疾病症状	肝掌标志	liver palms	标识患者/受试者是否存在肝掌	布尔型	T/F	/	/	肝衰竭诊治指南（2018年版）[12]	WS 363.7—2011卫生信息数据元目录 第7部分：体格检查[28]
2.09.0060	疾病状况	疾病症状	蜘蛛痣标志	spider angioma	标识患者/受试者是否出现蜘蛛痣	布尔型	T/F	/	/	肝衰竭诊治指南（2018年版）[12]	WS 363.7—2011卫生信息数据元目录 第7部分：体格检查[28]

续表

标识符	一级类别	二级类别	数据元名称	英文名称	定义	数据类型	表示格式	数据元允许值	单位	数据元来源	数据元属性描述来源
2.09.0070	疾病状况	疾病症状	黄疸标志	jaundice	标识患者/受试者有无黄疸	布尔型	T/F	/	/	肝衰竭诊治指南(2018年版)[12]	WS 363.7—2011 卫生信息数据元目录 第 7 部分:体格检查[28]
2.09.0080	疾病状况	疾病症状	皮肤瘀斑标志	dermal ecchymosis	标识患者/受试者皮肤有无瘀点、瘀斑	布尔型	T/F	/	/	肝衰竭诊治指南(2018年版)[12]	WS 363.1—2011 卫生信息数据元目录 第 1 部分:总则[10]
2.09.0090	疾病状况	疾病症状	巩膜黄染标志	scleral yellowing	标识患者/受试者有无巩膜颜色变黄	布尔型	T/F	/	/	肝衰竭诊治指南(2018年版)[12]	WS 363.7—2011 卫生信息数据元目录 第 7 部分:体格检查[28]
2.09.0100	疾病状况	疾病症状	扑翼样震颤标志	asterixis	标识患者/受试者是否出现扑翼样震颤	布尔型	T/F	/	/	肝衰竭诊治指南(2018年版)[12]	WS 363.7—2011 卫生信息数据元目录 第 7 部分:体格检查[28]
2.09.0111	疾病状况	疾病症状	消化道症状代码	digestive tract symptoms	患者/受试者的消化道症状代码	字符型	N1	消化道症状代码表(T/CHIA 15.3—2020)	/	肝衰竭诊治指南(2018年版)[12]	T/CHIA 15.3—2020 新型冠状病毒肺炎基本数据集 第 3 部分:随访[29]
2.09.0112	疾病状况	疾病症状	消化道症状严重程度代码	severity of digestive tract symptom	患者/受试者消化道症状严重程度代码	字符型	N1	1. 严重 2. 明显 3. 一般	/	肝衰竭诊治指南(2018年版)[12]	WS 363.1—2011 卫生信息数据元目录 第 1 部分:总则[10]

续表

标识符	一级类别	二级类别	数据元名称	英文名称	定义	数据类型	表示格式	数据元允许值	单位	数据元来源	数据元属性描述来源
2.09.0120	疾病状况	疾病症状	肝区叩痛标志	percussion pain in liver	标识患者/受试者有无肝部区域叩击痛	布尔型	T/F	/	/	肝衰竭诊治指南(2018年版)[12]	WS 363.7—2011卫生信息数据元目录 第7部分:体格检查[28]
2.09.0130	疾病状况	疾病症状	腹部静脉显露标志	exposure of abdominal vein	标识患者/受试者有无腹壁部静脉显露	布尔型	T/F	/	/	肝衰竭诊治指南(2018年版)[12]	WS 363.7—2011卫生信息数据元目录 第7部分:体格检查[28]
2.09.0140	疾病状况	疾病症状	触诊脾大标志	palpation-splenomegaly	标识患者/受试者腹部触诊有无脾大	布尔型	T/F	/	/	肝衰竭诊治指南(2018年版)[12]	WS 363.7—2011卫生信息数据元目录 第7部分:体格检查[28]
2.09.0150	疾病状况	疾病症状	腹部移动性浊音标志	shifting dullness	标识患者/受试者腹部检查是否存在移动性浊音	布尔型	T/F	/	/	肝衰竭诊治指南(2018年版)[12]	WS 363.7—2011卫生信息数据元目录 第7部分:体格检查[28]
2.09.0160	疾病状况	疾病症状	少尿标志	hypourocrinia	标识患者/受试者是否24小时尿量少于400ml	布尔型	T/F	/	/	肝衰竭诊治指南(2018年版)[12]	WS 363.1—2011卫生信息数据元目录 第1部分:总则[10]
2.09.0170	疾病状况	疾病症状	无尿标志	anuria	标识患者/受试者是否24小时尿量少于100ml	布尔型	T/F	/	/	肝衰竭诊治指南(2018年版)[12]	WS 363.1—2011卫生信息数据元目录 第1部分:总则[10]

标识符	一级类别	二级类别	数据元名称	英文名称	定义	数据类型	表示格式	数据元允许值	单位	数据元来源	数据元属性描述来源
2.09.0180	疾病状况	疾病症状	电解质紊乱标志	electrolyte disturbance	标识患者/受试者有无电解质紊乱	布尔型	T/F	/	/	肝衰竭诊治指南(2018年版)[12]	WS 363.1—2011卫生信息数据元目录第1部分:总则[10]
2.09.0190	疾病状况	疾病症状	PT延长标志	PT lengthen	标识患者/受试者凝血酶原时间PT是否延长	布尔型	T/F	/	/	肝衰竭诊治指南(2018年版)[12]	WS 363.1—2011卫生信息数据元目录第1部分:总则[10]
2.10.0010	疾病状况	疾病诊断	肝衰竭诊断方式代码	liver failure diagnosis	患者/受试者首次疾病诊断的方式代码	字符型	N1	1. 临床诊断 2. 病理诊断 3. 影像辅助诊断	/	肝衰竭诊治指南(2018年版)[12]	WS 363.1—2011卫生信息数据元目录第1部分:总则[10]
2.10.0020	疾病状况	疾病诊断	首次诊断日期	first diagnosis date	患者/受试者首次疾病诊断的公元纪年日期的具体描述	日期型	YYYYMMDD	/	/	肝衰竭诊治指南(2018年版)[12]	WS 363.1—2011卫生信息数据元目录第1部分:总则[10]
2.10.0031	疾病状况	疾病诊断	肝衰竭分类编码	types of liver failure	对患者/受试者当前所患肝衰竭的分类在特定编码体系中的代码	字符型	AN..11	ICD-10	/	肝衰竭诊治指南(2018年版)[12]	WS 363.1—2011卫生信息数据元目录第1部分:总则[10]
2.10.0032	疾病状况	疾病诊断	肝衰竭分类名称	types of liver failure	患者/受试者患肝衰竭的临床诊断的完整描述	字符型	AN..80	/	/	肝衰竭诊治指南(2018年版)[12]	WS 363.1—2011卫生信息数据元目录第1部分:总则[10]
2.10.0033	疾病状况	疾病诊断	肝衰竭分型代码	classification of liver failure	患者/受试者患肝衰竭的分型代码	字符型	N1	肝衰竭分型代码表	/	肝衰竭诊治指南(2018年版)[12]	WS 363.1—2011卫生信息数据元目录第1部分:总则[10]

续表

标识符	一级类别	二级类别	数据元名称	英文名称	定义	数据类型	表示格式	数据元允许值	单位	数据元来源	数据元属性描述来源
2.10.0034	疾病状况	疾病诊断	慢加急性肝衰竭分期代码	stage of acute-on-chronic liver failure	患者/受试者患肝衰竭的分期代码	字符型	N1	慢加急性肝衰竭分期代码表	/	肝衰竭诊治指南(2018年版)[12]	WS 363.1—2011 卫生信息数据元目录第1部分:总则[10]
2.10.0041	疾病状况	疾病诊断	肝衰竭病因诊断名称	causes of liver failure	患者/受试者目前所患肝衰竭的病因诊断名称	字符型	AN..80	/	/	肝衰竭诊治指南(2018年版)[12]	WS 363.1—2011 卫生信息数据元目录第1部分:总则[10]
2.10.0042	疾病状况	疾病诊断	肝衰竭病因诊断编码	diagnosis causes of liver failure	患者/受试者目前所患肝衰竭的病因诊断在特定编码体系中的代码	字符型	AN..11	ICD-10	/	肝衰竭诊治指南(2018年版)[12]	WS 363.1—2011 卫生信息数据元目录第1部分:总则[10]
2.11.0011	疾病状况	并发症诊断	出血标志	hemorrhage	标识患者/受试者是否并发出血	布尔型	T/F	/	/	肝衰竭诊治指南(2018年版)[12]	WS 363.1—2011 卫生信息数据元目录第1部分:总则[10]
2.11.0012	疾病状况	并发症诊断	出血部位代码	hemorrhage spot	肝衰竭患者/受试者并发出血的部位代码	字符型	N1	出血部位代码表	/	肝衰竭诊治指南(2018年版)[12]	WS 363.1—2011 卫生信息数据元目录第1部分:总则[10]
2.11.0013	疾病状况	并发症诊断	出血时长	bleeding time	肝衰竭患者/受试者并发出血持续的时间长度的计量	数值型	N..3	/	h	肝衰竭诊治指南(2018年版)[12]	WS 363.1—2011 卫生信息数据元目录第1部分:总则[10]
2.11.0014	疾病状况	并发症诊断	出血量	amount of hemorrhage	肝衰竭患者/受试者并发出血的总量	数值型	N..5	/	ml	肝衰竭诊治指南(2018年版)[12]	WS 363.1—2011 卫生信息数据元目录第1部分:总则[10]

27

标识符	一级类别	二级类别	数据元名称	英文名称	定义	数据类型	表示格式	数据元允许值	单位	数据元来源	数据元属性描述来源
2.11.0015	疾病状况	并发症诊断	出血严重程度代码	severity of hemorrhage	肝衰竭患者/受试者并发出血严重程度的代码	字符型	N1	1. 轻度 2. 中度 3. 重度	/	肝衰竭诊治指南(2018年版)[12]	WS 363.1—2011 卫生信息数据元目录第1部分: 总则[10]
2.11.0021	疾病状况	并发症诊断	感染标志	infection	标识肝衰竭患者/受试者是否并发感染	布尔型	T/F	/	/	肝衰竭诊治指南(2018年版)[12]	WS 363.1—2011 卫生信息数据元目录第1部分: 总则[10]
2.11.0022	疾病状况	并发症诊断	感染部位代码	infection portion	肝衰竭患者/受试者感染部位的代码	字符型	N2	感染部位代码表	/	肝衰竭诊治指南(2018年版)[12]	WS 363.1—2011 卫生信息数据元目录第1部分: 总则[10]
2.11.0023	疾病状况	并发症诊断	感染类型代码	classfication of infection	肝衰竭患者/受试者感染类型的代码	字符型	N1	1. 内源性 2. 外源性	/	肝衰竭诊治指南(2018年版)[12]	WS 363.1—2011 卫生信息数据元目录第1部分: 总则[10]
2.11.0024	疾病状况	并发症诊断	感染源类型代码	classfication of pathogen	肝衰竭患者/受试者感染源类型的代码	字符型	N1	感染源类型代码表	/	肝衰竭诊治指南(2018年版)[12]	WS 363.1—2011 卫生信息数据元目录第1部分: 总则[10]
2.11.0025	疾病状况	并发症诊断	病原体	pathogen	肝衰竭患者/受试者感染检出的病原体在其特定命名系统中的完整描述	字符型	AN..50	/	/	肝衰竭诊治指南(2018年版)[12]	WS 363.1—2011 卫生信息数据元目录第1部分: 总则[10]
2.11.0026	疾病状况	并发症诊断	感染严重程度代码	severity of infection	肝衰竭患者/受试者并发感染严重程度的代码	字符型	N1	1. 轻度 2. 中度 3. 重度	/	肝衰竭诊治指南(2018年版)[12]	WS 363.1—2011 卫生信息数据元目录第1部分: 总则[10]

续表

标识符	一级类别	二级类别	数据元名称	英文名称	定义	数据类型	表示格式	数据元允许值	单位	数据元来源	数据元属性描述来源
2.11.0030	疾病状况	并发症诊断	营养状况代码	nutriture	肝衰竭患者/受试者营养状况的代码	字符型	N1	营养状况代码表	/	肝衰竭诊治指南(2018年版)[12]	WS 363.1—2011 卫生信息数据元目录第1部分:总则[10]
2.11.0041	疾病状况	并发症诊断	肝外器官衰竭类型代码	classification of extrahepatic organ failure	肝衰竭患者/受试者肝外器官衰竭状况的分类代码	字符型	N1	1.单系统器官功能衰竭 2.多器官功能障碍综合征	/	肝衰竭诊治指南(2018年版)[12]	WS 363.1—2011 卫生信息数据元目录第1部分:总则[10]
2.11.0042	疾病状况	并发症诊断	肝外器官衰竭代码	extrahepatic organ failure	肝衰竭患者/受试者并发肝脏以外器官衰竭的代码	字符型	N1	肝外器官衰竭代码表	/	肝衰竭诊治指南(2018年版)[12]	WS 363.1—2011 卫生信息数据元目录第1部分:总则[10]
2.11.0043	疾病状况	并发症诊断	肝外器官衰竭累及数目	number of extrahepatic organ failure involvement	肝衰竭患者/受试者并发肝脏以外器官衰竭累及的器官个数	数值型	N..2	/	/	肝衰竭诊治指南(2018年版)[12]	WS 363.1—2011 卫生信息数据元目录第1部分:总则[10]
2.11.0050	疾病状况	并发症诊断	脑水肿标志	cerebral edema	标识肝衰竭患者/受试者是否并发脑水肿	布尔型	T/F	/	/	肝衰竭诊治指南(2018年版)[12]	WS 363.1—2011 卫生信息数据元目录第1部分:总则[10]
2.11.0061	疾病状况	并发症诊断	肝性脑病标志	hepatic encephalopathy	标识肝衰竭患者/受试者是否并发肝性脑病	布尔型	T/F	/	/	肝衰竭诊治指南(2018年版)[12]	WS 363.1—2011 卫生信息数据元目录第1部分:总则[10]
2.11.0062	疾病状况	并发症诊断	肝性脑病分期代码	stage of hepatic encephalopathy	肝衰竭患者/受试者发生肝性脑病分期的代码	字符型	N1	肝性脑病分期代码表	/	肝衰竭诊治指南(2018年版)[12]	WS 363.1—2011 卫生信息数据元目录第1部分:总则[10]

标识符	一级类别	二级类别	数据元名称	英文名称	定义	数据类型	表示格式	数据元允许值	单位	数据元来源	数据元属性描述来源
2.11.0070	疾病状况	并发症诊断	循环衰竭标志	circulatory failure	标识肝衰竭患者/受试者是否并发循环衰竭	布尔型	T/F	/	/	North American Society for Pediatric Gastroenterology, Hepatology, and Nutrition Position Paper on the Diagnosis and Management of Pediatric Acute Liver Failure[14]	WS 363.1—2011 卫生信息数据元目录第1部分：总则[10]
2.11.0080	疾病状况	并发症诊断	肝肺综合征标志	hepatopul-monary syndrome	标识肝衰竭患者/受试者是否并发肝肺综合征	布尔型	T/F	/	/	肝衰竭诊治指南(2018 年版)[12]	WS 363.1—2011 卫生信息数据元目录第1部分：总则[10]
2.11.0091	疾病状况	并发症诊断	肝肾综合征标志	hepatorenal syndrome	标识肝衰竭患者/受试者是否并发肝肾综合征	布尔型	T/F	/	/	肝衰竭诊治指南(2018 年版)[12]	WS 363.1—2011 卫生信息数据元目录第1部分：总则[10]
2.11.0092	疾病状况	并发症诊断	肝肾综合征分型代码	classification of hepatorenal syndrome	肝衰竭患者/受试者并发肝肾综合征的分型的代码	字符型	N1	肝肾综合征分型代码表	/	Acute-on-Chronic Liver Failure Clinical Guidelines[30]	WS 363.1—2011 卫生信息数据元目录第1部分：总则[10]
2.11.0101	疾病状况	并发症诊断	急性肾损伤标志	acute kidney injury	标识肝衰竭患者/受试者是否并发急性肾损伤	布尔型	T/F	/	/	肝衰竭诊治指南(2018 年版)[12]	WS 363.1—2011 卫生信息数据元目录第1部分：总则[10]

标识符	一级类别	二级类别	数据元名称	英文名称	定义	数据类型	表示格式	数据元允许值	单位	数据元来源	数据元属性描述来源
2.11.0102	疾病状况	并发症诊断	急性肾损伤分期代码	stage of acute kidney injury	肝衰竭患者/受试者并发急性肾损伤的分期的代码	字符型	N1	1. Ⅰ期 2. Ⅱ期 3. Ⅲ期	/	KDIGO 急性肾损伤临床实践指南[31]	WS 363.1—2011 卫生信息数据元目录第 1 部分：总则[10]
2.11.0110	疾病状况	并发症诊断	高钠血症代码	hypernatremia	标识肝衰竭患者/受试者是否并发高钠血症	布尔型	T/F	/	/	North American Society for Pediatric Gastroenterology，Hepatology，and Nutrition Position Paper on the Diagnosis and Management of Pediatric Acute Liver Failure[14]	WS 363.1—2011 卫生信息数据元目录第 1 部分：总则[10]
2.11.0120	疾病状况	并发症诊断	低钠血症标志	hyponatremia	标识肝衰竭患者/受试者是否并发低钠血症	布尔型	T/F	/	/	肝衰竭诊治指南（2018 年版）[12]	WS 363.1—2011 卫生信息数据元目录第 1 部分：总则[10]

标识符	一级类别	二级类别	数据元名称	英文名称	定义	数据类型	表示格式	数据元允许值	单位	数据元来源	数据元属性描述来源
2.11.0130	疾病状况	并发症诊断	低磷血症标志	hypophosphat-emia	标识肝衰竭患者/受试者是否并发低磷血症	布尔型	T/F	/	/	North American Society for Pediatric Gastroenterology, Hepatology, and Nutrition Position Paper on the Diagnosis and Management of Pediatric Acute Liver Failure[14]	WS 363.1—2011 卫生信息数据元目录第 1 部分：总则[10]
2.11.0140	疾病状况	并发症诊断	高血氨症标志	hyperammon-emia	标识肝衰竭患者/受试者是否并发高血氨症	布尔型	T/F	/	/	North American Society for Pediatric Gastroenterology, Hepatology, and Nutrition Position Paper on the Diagnosis and Management of Pediatric Acute Liver Failure[14]	WS 363.1—2011 卫生信息数据元目录第 1 部分：总则[10]
2.11.0150	疾病状况	并发症诊断	顽固性腹水标志	refractory ascites	标识肝衰竭患者/受试者是否并发顽固性腹水	布尔型	T/F	/	/	肝衰竭诊治指南（2018 年版）[12]	WS 363.1—2011 卫生信息数据元目录第 1 部分：总则[10]

续表

标识符	一级类别	二级类别	数据元名称	英文名称	定义	数据类型	表示格式	数据元允许值	单位	数据元来源	数据元属性描述来源
2.11.0161	疾病状况	并发症诊断	人工肝并发症标志	complication of artifical liver	标识肝衰竭患者/受试者接受人工肝治疗后是否出现并发症	布尔型	T/F	/	/	李氏人工肝实战手册[32]	WS 363.1—2011 卫生信息数据元目录第1部分:总则[10]
2.11.0162	疾病状况	并发症诊断	人工肝并发症代码	complication of artifical liver	肝衰竭患者/受试者接受手术治疗后出现并发症的代码	字符型	N2	人工肝并发症代码表	/	李氏人工肝实战手册[32]	WS 363.1—2011 卫生信息数据元目录第1部分:总则[10]
2.11.0171	疾病状况	并发症诊断	肝移植术后并发症标志	liver transplantation-postopreative complication	标识肝衰竭患者/受试者接受手术治疗后是否出现并发症	布尔型	T/F	/	/	中国肝移植术后并发症诊疗规范(2019年版)[33]	WS 363.1—2011 卫生信息数据元目录第1部分:总则[10]
2.11.0172	疾病状况	并发症诊断	肝移植术后并发症代码	liver transplantation-postopreative complication classification	肝衰竭患者/受试者接受手术治疗后出现并发症的代码	字符型	N1	肝移植术后并发症代码表	/	中国肝移植术后并发症诊疗规范(2019年版)[33]	WS 363.1—2011 卫生信息数据元目录第1部分:总则[10]
2.11.0181	疾病状况	并发症诊断	干细胞移植术后并发症标志	stem cell transplantation-postopreative complication	标识肝衰竭患者/受试者接受干细胞移植手术/操作治疗后是否出现并发症	布尔型	T/F	/	/	肝衰竭诊治指南(2018年版)[12]	WS 363.1—2011 卫生信息数据元目录第1部分:总则[10]

续表

标识符	一级类别	二级类别	数据元名称	英文名称	定义	数据类型	表示格式	数据元允许值	单位	数据元来源	数据元属性描述来源
2.11.0182	疾病状况	并发症诊断	干细胞移植术后并发症描述	stem cell transplantation-postopreative complication description	肝衰竭患者/受试者接受干细胞移植手术治疗后出现并发症的完整描述	字符型	AN..100	/	/	肝衰竭诊治指南(2018年版)[12]	WS 363.1—2011卫生信息数据元目录第1部分:总则[10]
2.12.0010	疾病状况	病情与疗效评估	病情与疗效评估日期时间	assessment datetime of illness condition and treatment efficacy	肝衰竭患者/受试者疗效评估当日的公元纪年日期和时间的完整描述	日期时间型	YYYYMMDDThhmmss	/	/	肝衰竭诊治指南(2018年版)[12]	WS 363.1—2011卫生信息数据元目录第1部分:总则[10]
2.12.0020	疾病状况	病情与疗效评估	总体疗效评估代码	overall assessment of treatment efficacy	肝衰竭患者/受试者总体疗效评估的代码	字符型	N1	总体疗效评估代码表(T/CMDA 003—2020)	/	T/CMDA 003—2020肝胆疾病标准数据规范:肝癌科研病历标准数据集[22]	T/CMDA 003—2020肝胆疾病标准数据规范:肝癌科研病历标准数据集[22]
2.12.0030	疾病状况	病情与疗效评估	转归日期时间	datetime of disease outcome	肝衰竭患者/受试者病情转归当日的公元纪年日期和时间的完整描述	日期时间型	YYYYMMDDThhmmss	/	/	肝衰竭诊治指南(2018年版)[12]	WS 363.1—2011卫生信息数据元目录第1部分:总则[10]
2.12.0040	疾病状况	病情与疗效评估	病情转归代码	disease outcome	肝衰竭患者/受试者病情转归评估的代码	字符型	N1	病情转归代码表(WS 364.11—2011)	/	T/CMDA 003—2020肝胆疾病标准数据规范:肝癌科研病历标准数据集[22]	WS 445.1—2014电子病历基本数据集第1部分:病历概要[3]

标识符	一级类别	二级类别	数据元名称	英文名称	定义	数据类型	表示格式	数据元允许值	单位	数据元来源	数据元属性描述来源
2.12.0050	疾病状况	病情与疗效评估	持续病毒应答标志	viral persistent response	标识肝衰竭患者/受试者是否在治疗完成后第12周持续病毒应答	布尔型	T/F	/	/	肝衰竭诊治指南（2018年版）[12]	WS 363.12 卫生信息数据元目录 第12部分：计划与干预[7]
2.13.0010	疾病状况	随访预后	随访日期	follow-up date	肝衰竭患者/受试者接受随访当日的公元纪年日期的完整描述	日期型	YYYY MMDD	/	/	T/CMDA 003—2020 肝胆疾病标准数据规范：肝癌科研病历标准数据集[22]	WS 363.12—2011 卫生信息数据元目录 第12部分：计划与干预[7]
2.13.0020	疾病状况	随访预后	随访时患者疾病状态代码	illness condition on follow-up time	肝衰竭患者/受试者接受随访当时对自身疾病状态描述的代码	字符型	N1	1. 稳定 2. 急性加重 3. 不详	/	T/CMDA 003—2020 肝胆疾病标准数据规范：肝癌科研病历标准数据集[22]	WS 363.1—2011 卫生信息数据元目录 第1部分：总则[10]
2.13.0030	疾病状况	随访预后	服药依从性代码	medication compliance	肝衰竭患者/受试者服药依从性的分类代码	字符型	N1	1. 规律 2. 间断 3. 不服药	/	临床药物治疗学[34]	WS 363.12—2011 卫生信息数据元目录 第12部分：计划与干预[7]
2.13.0041	疾病状况	随访预后	换药/中断用药标志	switching / stopping drug	标识肝衰竭患者/受试者是否存在换药/中断用药	布尔型	T/F	/	/	临床药物治疗学[34]	WS 363.1—2011 卫生信息数据元目录 第1部分：总则[10]

续表

标识符	一级类别	二级类别	数据元名称	英文名称	定义	数据类型	表示格式	数据元允许值	单位	数据元来源	数据元属性描述来源
2.13.0042	疾病状况	随访预后	换药/中断用药原因代码	cause of switching / stopping drug	肝衰竭患者/受试者换药/中断原因的简单描述	字符型	N1	换药/中断用药原因代码表	/	临床药物治疗学[34]	WS 363.1—2011 卫生信息数据元目录第1部分:总则[10]
2.13.0050	疾病状况	随访预后	治疗依从性标志	treatment compliance	标识肝衰竭患者/受试者是否定期复查	布尔型	T/F	/		T/CMDA 003—2020 肝胆疾病标准数据规范:肝癌科研病历标准数据集[22]	WS 363.1—2011 卫生信息数据元目录第1部分:总则[10]
2.13.0060	疾病状况	随访预后	复查频率	visit frequency	肝衰竭患者/受试者每1年内复查次数	数值型	N..3	/	次/年	T/CMDA 003—2020 肝胆疾病标准数据规范:肝癌科研病历标准数据集[22]	WS 363.1—2011 卫生信息数据元目录第1部分:总则[10]
2.13.0070	疾病状况	随访预后	出院后进展或复发日期时间	datetime of progression or recurrence	肝衰竭患者/受试者院后疾病病情进展/复发时的公元纪年日期和时间的完整描述	日期时间型	YYYYMMDDThhmmss	/		药物临床试验质量管理规范[19]	WS 363.1—2011 卫生信息数据元目录第1部分:总则[10]
2.13.0080	疾病状况	随访预后	出院后第1次肝衰竭日期	date of first liver failure after discharge	肝衰竭患者/受试者出院后第1次肝衰竭的公元纪年日期	日期型	YYYYMMDD	/	/	T/CMDA 003—2020 肝胆疾病标准数据规范:肝癌科研病历标准数据集[22]	WS 363.1—2011 卫生信息数据元目录第1部分:总则[10]

标识符	一级类别	二级类别	数据元名称	英文名称	定义	数据类型	表示格式	数据元允许值	单位	数据元来源	数据元属性描述来源
2.13.0090	疾病状况	随访预后	出院后第1次因肝衰竭住院日期	date of first hospitalization due to liver failure after discharge	肝衰竭患者/受试者出院后第1次因肝衰竭住院的公元纪年日期	日期型	YYYYMMDD	/	/	T/CMDA 003—2020 肝胆疾病标准数据规范：肝癌科研病历标准数据集[22]	WS 363.1—2011 卫生信息数据元目录 第1部分：总则[10]
2.13.0100	疾病状况	随访预后	出院后4周内死亡标志	death sign within 4 weeks after discharge	标识肝衰竭患者/受试者出院后4周内是否死亡	布尔型	T/F	/	/	T/CMDA 003—2020 肝胆疾病标准数据规范：肝癌科研病历标准数据集[22]	WS 363.1—2011 卫生信息数据元目录 第1部分：总则[10]
2.13.0110	疾病状况	随访预后	出院后12周内死亡标志	death sign within 12 weeks after discharge	标识肝衰竭患者/受试者出院后12周内是否死亡	布尔型	T/F	/	/	T/CMDA 003—2020 肝胆疾病标准数据规范：肝癌科研病历标准数据集[22]	WS 363.1—2011 卫生信息数据元目录 第1部分：总则[10]
2.13.0120	疾病状况	随访预后	出院后24周内死亡标志	death sign within 24 weeks after discharge	标识肝衰竭患者/受试者出院后24周内是否死亡	布尔型	T/F	/	/	T/CMDA 003—2020 肝胆疾病标准数据规范：肝癌科研病历标准数据集[22]	WS 363.1—2011 卫生信息数据元目录 第1部分：总则[10]
2.13.0130	疾病状况	随访预后	出院后48周内死亡标志	death sign within 48 weeks after discharge	标识肝衰竭患者/受试者出院后48周内是否死亡	布尔型	T/F	/	/	T/CMDA 003—2020 肝胆疾病标准数据规范：肝癌科研病历标准数据集[22]	WS 363.1—2011 卫生信息数据元目录 第1部分：总则[10]

标识符	一级类别	二级类别	数据元名称	英文名称	定义	数据类型	表示格式	数据元允许值	单位	数据元来源	数据元属性描述来源
2.13.0140	疾病状况	随访预后	出院后3年内死亡标志	death sign within 3 years after discharge	标识肝衰竭患者/受试者出院后3年内是否死亡	布尔型	T/F	/	/	T/CMDA 003—2020 肝胆疾病标准数据规范:肝癌科研病历标准数据集[22]	WS 363.1—2011 卫生信息数据元目录 第1部分:总则[10]
2.13.0150	疾病状况	随访预后	出院后5年内死亡标志	death sign within 5 years after discharge	标识肝衰竭患者/受试者出院后5年内是否死亡	布尔型	T/F	/	/	T/CMDA 003—2020 肝胆疾病标准数据规范:肝癌科研病历标准数据集[22]	WS 363.1—2011 卫生信息数据元目录 第1部分:总则[10]
2.13.0160	疾病状况	随访预后	死亡日期时间	datetime of death	肝衰竭患者/受试者死亡当日的公元纪年日期	日期时间型	YYYY MMDD Thhmmss	/	/	T/CMDA 003—2020 肝胆疾病标准数据规范:肝癌科研病历标准数据集[22]	WS 363.1—2011 卫生信息数据元目录 第1部分:总则[10]
2.13.0170	疾病状况	随访预后	根本死因	root cause of death	致肝衰竭患者/受试者死亡的根本病因诊断结果在特定编码体系中的代码	字符型	AN..11	ICD–10	/	T/CMDA 003—2020 肝胆疾病标准数据规范:肝癌科研病历标准数据集[22]	WS 363.10—2011 卫生信息数据元目录 第10部分:医学诊断[35]

（三）临床观察

　　临床观察主要包含借助医疗器械、精密仪器、测量工具等观察或检测出的人体结构与成分数据结果,以及由临床观察数据组成的评估量表结果。本章主要细分包括生命体征、体格检查、实验室检查(检验)、影像学检查、病理学检查、测序检查及评估量表数据元。

标识符	一级类别	二级类别	数据元名称	英文名称	定义	数据类型	表示格式	数据元允许值	单位	数据元来源	数据元属性描述来源
3.01.0011	临床观察	生命体征	舒张压	diastolic pressure (DP)	受检者舒张压的测量值	数值型	N2..3	/	mmHg	WS 445.12—2014 电子病历基本数据集 第12部分:入院记录[36]	WS 363.7—2011 卫生信息数据元目录 第7部分:体格检查[28]
3.01.0012	临床观察	生命体征	收缩压	systolic pressure (SP)	受检者收缩压的测量值	数值型	N2..3	/	mmHg	WS 445.12—2014 电子病历基本数据集 第12部分:入院记录[36]	WS 363.7—2011 卫生信息数据元目录 第7部分:体格检查[28]
3.01.0020	临床观察	生命体征	体温	temperature (T)	受检者体温的测量值	数值型	N4,1	/	℃	WS 445.12—2014 电子病历基本数据集 第12部分:入院记录[36]	WS 363.7—2011 卫生信息数据元目录 第7部分:体格检查[28]

标识符	一级类别	二级类别	数据元名称	英文名称	定义	数据类型	表示格式	数据元允许值	单位	数据元来源	数据元属性描述来源
3.01.0030	临床观察	生命体征	脉搏频率	pulse rate	受检者每分钟脉搏的次数测量值	数值型	N2..3	/	次/min	WS 445.12—2014 电子病历基本数据集 第12部分：入院记录[36]	WS 363.7—2011 卫生信息数据元目录 第7部分：体格检查[28]
3.01.0040	临床观察	生命体征	心率	heart rate	受检者每分钟心脏搏动频率的测量值	数值型	N2..3	/	次/min	WS 445.12—2014 电子病历基本数据集 第12部分：入院记录[36]	WS 363.7—2011 卫生信息数据元目录 第7部分：体格检查[28]
3.01.0050	临床观察	生命体征	呼吸频率	respiratory rate	受检者每分钟呼吸频率的测量值	数值型	N..3	/	次/min	WS 445.12—2014 电子病历基本数据集 第12部分：入院记录[36]	WS 363.7—2011 卫生信息数据元目录 第7部分：体格检查[28]
3.01.0060	临床观察	生命体征	身高	height	受检者身高的测量值	数值型	N4..5,1	/	cm	WS 445.12—2014 电子病历基本数据集 第12部分：入院记录[36]	WS 363.7—2011 卫生信息数据元目录 第7部分：体格检查[28]
3.01.0070	临床观察	生命体征	体重	weight（W）	受检者体重的测量值	数值型	N3..5,2	/	kg	WS 445.12—2014 电子病历基本数据集 第12部分：入院记录[36]	WS 363.7—2011 卫生信息数据元目录 第7部分：体格检查[28]
3.01.0080	临床观察	生命体征	腰围	waist（W）	受检者身体绕脐一周的长度	数值型	N4..5,1	/	cm	WS 445.12—2014 电子病历基本数据集 第12部分：入院记录[36]	WS 363.7—2011 卫生信息数据元目录 第7部分：体格检查[28]

标识符	一级类别	二级类别	数据元名称	英文名称	定义	数据类型	表示格式	数据元允许值	单位	数据元来源	数据元属性描述来源
3.02.0010	临床观察	实验室检查	检验日期时间	inspection datetime	检验项目执行当天的公元纪年日期的完整描述	日期时间型	YYYY MMDD Thhmmss	/	/	WS 363.8—2011卫生信息数据元目录第8部分：临床辅助检查[37]	WS 363.1—2011卫生信息数据元目录 第1部分：总则[10]
3.02.0020	临床观察	实验室检查	检验项目代码	inspection item	受检者接受检验项目在特定编码体系中的代码，如LOINC的代码值	字符型	AN..20	/	/	WS 363.8—2011卫生信息数据元目录第8部分：临床辅助检查[37]	WS 363.8—2011卫生信息数据元目录 第8部分：临床辅助检查[37]
3.02.0030	临床观察	实验室检查	样本类型	types of sample	受检者不同部位采集的生物样本的类型代码	字符型	N1	采集样本类型代码表	/	WS 363.8—2011卫生信息数据元目录第8部分：临床辅助检查[37]	WS 363.8—2011卫生信息数据元目录 第8部分：临床辅助检查[37]
3.02.0040	临床观察	实验室检查	甲肝IgM抗体检测结果	hepatitis A IgM antibody	受检者甲肝核心抗体检测结果代码	字符型	N1	1.阴性 2.阳性 3.未查	/	肝衰竭诊治指南（2018年版）[12]	WS 363.1—2011卫生信息数据元目录 第1部分：总则[10]
3.02.0050	临床观察	实验室检查	乙肝表面抗原（HBsAg）定性检测结果	HBsAg（±）	受检者HBV表面抗原定性检测结果代码	字符型	N1	1.阴性 2.阳性 3.未查	/	肝衰竭诊治指南（2018年版）[12]	WS 363.9—2011卫生信息数据元目录 第9部分：实验室检查[38]

续表

标识符	一级类别	二级类别	数据元名称	英文名称	定义	数据类型	表示格式	数据元允许值	单位	数据元来源	数据元属性描述来源
3.02.0060	临床观察	实验室检查	乙肝表面抗原（HBsAg）定量检测结果	HBsAg	受检者 HBV 表面抗原定量检测结果	数值型	N..7,2	/	IU/ml	肝衰竭诊治指南（2018年版）[12]	WS 363.9—2011 卫生信息数据元目录 第9部分：实验室检查[38]
3.02.0070	临床观察	实验室检查	乙肝表面抗体（HBsAb）定性检测结果	HBsAb（±）	受检者 HBV 表面抗体定性检测结果代码	字符型	N1	1. 阴性 2. 阳性 3. 未查	/	肝衰竭诊治指南（2018年版）[12]	WS 363.9—2011 卫生信息数据元目录 第9部分：实验室检查[38]
3.02.0080	临床观察	实验室检查	乙肝表面抗体（HBsAb）定量检测结果值	HBsAb	受检者 HBV 表面抗体定量检测结果	数值型	N..5,2	/	IU/ml	肝衰竭诊治指南（2018年版）[12]	WS 363.9—2011 卫生信息数据元目录 第9部分：实验室检查[38]
3.02.0090	临床观察	实验室检查	乙肝 e 抗原（HBeAg）定性检测结果	HBeAg（±）	受检者乙肝 e 抗原定性检测的结果代码	字符型	N1	1. 阴性 2. 阳性 3. 未查	/	肝衰竭诊治指南（2018年版）[12]	WS 363.9—2011 卫生信息数据元目录 第9部分：实验室检查[38]
3.02.0100	临床观察	实验室检查	乙肝 e 抗原（HBeAg）定量检测结果	HBeAg	受检者乙肝 e 抗原定量检测的结果值	数值型	N..5,2	/	PEIU/ml	肝衰竭诊治指南（2018年版）[12]	WS 363.9—2011 卫生信息数据元目录 第9部分：实验室检查[38]

标识符	一级类别	二级类别	数据元名称	英文名称	定义	数据类型	表示格式	数据元允许值	单位	数据元来源	数据元属性描述来源
3.02.0110	临床观察	实验室检查	乙肝e抗体(HBeAb)定性检测结果	HBeAb(±)	受检者HBV e抗体定性检测结果代码	字符型	N1	1.阴性 2.阳性 3.未查	/	肝衰竭诊治指南(2018年版)[12]	WS 363.9—2011卫生信息数据元目录 第9部分:实验室检查[38]
3.02.0120	临床观察	实验室检查	乙肝e抗体(HBeAb)定量检测结果	HBeAb	受检者乙肝e抗体定量检查结果	数值型	N..5,2	/	PEIU/ml	肝衰竭诊治指南(2018年版)[12]	WS 363.9—2011卫生信息数据元目录 第9部分:实验室检查[38]
3.02.0130	临床观察	实验室检查	乙肝核心抗体(HBcAb)定性检测结果	HBcAb(±)	受检者HBV e抗体定性检测结果代码	字符型	N1	1.阴性 2.阳性 3.未查	/	肝衰竭诊治指南(2018年版)[12]	WS 363.9—2011卫生信息数据元目录 第9部分:实验室检查[38]
3.02.0140	临床观察	实验室检查	乙肝核心抗体(HBcAb)定量检测结果	HBcAb	受检者乙肝核心抗体定量检测结果值	数值型	N..5,2	/	PEIU/ml	肝衰竭诊治指南(2018年版)[12]	WS 363.9—2011卫生信息数据元目录 第9部分:实验室检查[38]
3.02.0150	临床观察	实验室检查	乙肝核心抗体(HBc-IgM)定性检测结果	HBc-IgM(±)	受检者乙肝核心抗体定性检测结果代码	字符型	N1	1.阴性 2.阳性 3.未查	/	肝衰竭诊治指南(2018年版)[12]	WS 363.9—2011卫生信息数据元目录 第9部分:实验室检查[38]
3.02.0160	临床观察	实验室检查	乙肝核心抗体(HBc-IgM)定量检测结果	HBc-IgM	受检者乙肝核心抗体定量检测结果值	数值型	N..5,2	/	PEIU/ml	肝衰竭诊治指南(2018年版)[12]	WS 363.9—2011卫生信息数据元目录 第9部分:实验室检查[38]

续表

标识符	一级类别	二级类别	数据元名称	英文名称	定义	数据类型	表示格式	数据元允许值	单位	数据元来源	数据元属性描述来源
3.02.0170	临床观察	实验室检查	乙肝 pre-S 抗原定性检测结果代码（±）	hepatitis B pre-S antigen	受检者乙肝前 S 蛋白抗原定性检测结果代码	字符型	N1	1. 阴性 2. 阳性 3. 未查	/	肝衰竭诊治指南（2018 年版）[12]	WS 363.9—2011 卫生信息数据元目录 第 9 部分：实验室检查[38]
3.02.0180	临床观察	实验室检查	乙肝 pre-S 抗原定量检测结果	hepatitis B pre-S antigen	受检者乙肝前 S 蛋白抗原定量检测结果值	数值型	N..5,2	/	IU/ml	肝衰竭诊治指南（2018 年版）[12]	WS 363.9—2011 卫生信息数据元目录 第 9 部分：实验室检查[38]
3.02.0190	临床观察	实验室检查	乙肝 DNA 定性检测结果代码（±）	HBV DNA	受检者 HBV DNA 定性检测结果的类别代码	字符型	N1	1. 阴性 2. 阳性 3. 未查	/	肝衰竭诊治指南（2018 年版）[12]	WS 363.9—2011 卫生信息数据元目录 第 9 部分：实验室检查[38]
3.02.0200	临床观察	实验室检查	乙肝 DNA 定量检测结果	HBV DNA	受检者 HBV DNA 定量检测的结果值	数值型	N..5,2	/	IU/ml	肝衰竭诊治指南（2018 年版）[12]	WS 363.9—2011 卫生信息数据元目录 第 9 部分：实验室检查[38]
3.02.0210	临床观察	实验室检查	丙肝抗体定性检测结果代码	hepatitis C antibody（±）	受检者丙肝抗体定性检测结果代码	字符型	N1	1. 阴性 2. 阳性 3. 未查	/	肝衰竭诊治指南（2018 年版）[12]	WS 363.9—2011 卫生信息数据元目录 第 9 部分：实验室检查[38]

标识符	一级类别	二级类别	数据元名称	英文名称	定义	数据类型	表示格式	数据元允许值	单位	数据元来源	数据元属性描述来源
3.02.0220	临床观察	实验室检查	丙肝抗体定量检测结果	hepatitis C antibody	受检者 HCV RNA 病毒量检测结果值	数值型	N..5,2	/	IU/ml	肝衰竭诊治指南(2018 年版)[12]	WS 363.9—2011 卫生信息数据元目录 第9部分:实验室检查[38]
3.02.0230	临床观察	实验室检查	巨细胞病毒定性检测结果代码	CMV(±)	受检者巨细胞病毒定性检测结果代码	字符型	N1	1.阴性 2.阳性 3.未查	/	肝衰竭诊治指南(2018 年版)[12]	WS 363.9—2011 卫生信息数据元目录 第9部分:实验室检查[38]
3.02.0240	临床观察	实验室检查	巨细胞病毒定量检测结果	CMV	受检者巨细胞病毒 DNA 定量检测结果值	数值型	N..5,2	/	IU/ml	肝衰竭诊治指南(2018 年版)[12]	WS 363.9—2011 卫生信息数据元目录 第9部分:实验室检查[38]
3.02.0250	临床观察	实验室检查	EB 病毒定性检测结果代码	EB virus(±)	受检者 EB 病毒定性检测结果代码	字符型	N1	1.阴性 2.阳性 3.未查	/	肝衰竭诊治指南(2018 年版)[12]	WS 363.9—2011 卫生信息数据元目录 第9部分:实验室检查[38]
3.02.0260	临床观察	实验室检查	EB 病毒定量检测结果	EB virus	受检者 EB 病毒 DNA 定量检测结果值	数值型	N..5,2	/	IU/ml	肝衰竭诊治指南(2018 年版)[12]	WS 363.9—2011 卫生信息数据元目录 第9部分:实验室检查[38]

标识符	一级类别	二级类别	数据元名称	英文名称	定义	数据类型	表示格式	数据元允许值	单位	数据元来源	数据元属性描述来源
3.02.0270	临床观察	实验室检查	HSV定性检测结果代码	herpes simplex virus（±）	受检者单纯疱疹病毒HSV定性检测结果代码	字符型	N1	1.阴性 2.阳性 3.未查	/	North American Society for Pediatric Gastroenterology, Hepatology, and Nutrition Position Paper on the Diagnosis and Management of Pediatric Acute Liver Failure[14]	WS 363.9—2011 卫生信息数据元目录 第9部分：实验室检查[38]
3.02.0280	临床观察	实验室检查	HSV定量检测结果	herpes simplex virus	受检者HSV定量检测结果值	数值型	N..5,2	/	IU/ml	肝衰竭诊治指南（2018年版）[12]	WS 363.9—2011 卫生信息数据元目录 第9部分：实验室检查[38]
3.02.0290	临床观察	实验室检查	腺病毒定性检测结果代码	adenovirus（±）	受检者腺病毒血清型40和41定性检测结果代码	字符型	N1	1.阴性 2.阳性 3.未查	/	North American Society for Pediatric Gastroenterology, Hepatology, and Nutrition Position Paper on the Diagnosis and Management of Pediatric Acute Liver Failure[14]	WS 363.9—2011 卫生信息数据元目录 第9部分：实验室检查[38]

标识符	一级类别	二级类别	数据元名称	英文名称	定义	数据类型	表示格式	数据元允许值	单位	数据元来源	数据元属性描述来源
3.02.0300	临床观察	实验室检查	腺病毒定量检测结果	adenovirus	腺病毒定量检测结果值	数值型	N..5,2	/	IU/ml	North American Society for Pediatric Gastroenterology, Hepatology, and Nutrition Position Paper on the Diagnosis and Management of Pediatric Acute Liver Failure[14]	WS 363.9—2011 卫生信息数据元目录 第9部分：实验室检查[38]
3.02.0310	临床观察	实验室检查	肠道病毒定性检测结果代码	enteroviruses（±）	受检者肠道病毒定性检测结果代码	字符型	N1	1.阴性 2.阳性 3.未查	/	North American Society for Pediatric Gastroenterology, Hepatology, and Nutrition Position Paper on the Diagnosis and Management of Pediatric Acute Liver Failure[14]	WS 363.1—2011 卫生信息数据元目录 第1部分：总则[10]

续表

标识符	一级类别	二级类别	数据元名称	英文名称	定义	数据类型	表示格式	数据元允许值	单位	数据元来源	数据元属性描述来源
3.02.0320	临床观察	实验室检查	肠道病毒定量检测结果	enteroviruses	肠道病毒定量检测结果值	数值型	N..5,2	/	IU/ml	North American Society for Pediatric Gastroenterology, Hepatology, and Nutrition Position Paper on the Diagnosis and Management of Pediatric Acute Liver Failure[14]	WS 363.9—2011卫生信息数据元目录 第9部分：实验室检查[38]
3.02.0330	临床观察	实验室检查	COVID-19定性检测结果代码（±）	COVID-19	受检者CIVID-19定性检测结果代码	字符型	N1	1.阴性 2.阳性 3.未查	/	新型冠状病毒肺炎诊疗方案(试行第九版)[39]	WS 363.1—2011卫生信息数据元目录 第1部分：总则[10]
3.02.0340	临床观察	实验室检查	SARS-CoV-2定量检测结果	SARS-CoV-2	受检者SARS-CoV-2病毒定量检测结果值	数值型	N..5,2	/	IU/ml	WHO International Standard for anti-SARS-CoV-2 immunoglobulin[40]	WS 363.9—2011卫生信息数据元目录 第9部分：实验室检查[38]
3.02.0350	临床观察	实验室检查	对乙酰氨基酚血药浓度	acetaminophen plasma concentration	受检者单位容积血清中对乙酰氨基酚药物浓度的检测值	数值型	N..5,2	/	μmol/L	肝衰竭诊治指南(2018年版)[12]	WS 363.1—2011卫生信息数据元目录 第1部分：总则[10]

标识符	一级类别	二级类别	数据元名称	英文名称	定义	数据类型	表示格式	数据元允许值	单位	数据元来源	数据元属性描述来源
3.02.0360	临床观察	实验室检查	抗核包膜蛋白210抗体(抗Gp210)定性检测结果代码	anti Gp210(±)	受检者抗核包膜蛋白210抗体(抗Gp210)定性检测结果代码	字符型	N1	1.阴性 2.阳性 3.未查	/	自身免疫性肝炎诊断和治疗指南(2021)[41]	WS 363.1—2011卫生信息数据元目录 第1部分：总则[10]
3.02.0370	临床观察	实验室检查	抗Gp210定量检测结果	anti Gp210	受检者抗核包膜蛋白210抗体(抗Gp210)定量检测结果值	数值型	N..5,2	/	IU/ml	自身免疫性肝炎诊断和治疗指南(2021)[41]	WS 363.1—2011卫生信息数据元目录 第1部分：总则[10]
3.02.0380	临床观察	实验室检查	抗肝细胞膜抗体定性检测结果代码	anti LMA(±)	受检者抗肝细胞膜抗体LMA定性检测结果代码	字符型	N1	1.阴性 2.阳性 3.未查	/	自身免疫性肝炎诊断和治疗指南(2021)[41]	WS 363.1—2011卫生信息数据元目录 第1部分：总则[10]
3.02.0390	临床观察	实验室检查	抗肝细胞膜抗体定量检测结果	anti LMA	受检者抗肝细胞膜抗体LMA定量检测结果值	数值型	N..5,2	/	IU/ml	自身免疫性肝炎诊断和治疗指南(2021)[41]	WS 363.1—2011卫生信息数据元目录 第1部分：总则[10]
3.02.0400	临床观察	实验室检查	抗肝细胞胞质1型抗体(抗LC-1)定性检测结果代码	anti LC-1(±)	受检者抗肝细胞胞质1型抗体定性检测结果代码	字符型	N1	1.阴性 2.阳性 3.未查	/	自身免疫性肝炎诊断和治疗指南(2021)[41]	WS 363.1—2011卫生信息数据元目录 第1部分：总则[10]

标识符	一级类别	二级类别	数据元名称	英文名称	定义	数据类型	表示格式	数据元允许值	单位	数据元来源	数据元属性描述来源
3.02.0410	临床观察	实验室检查	抗LC-1定量检测结果	anti LC-1	受检者抗肝细胞胞质1型抗体定量检测结果值	数值型	N..5,2	/	IU/ml	自身免疫性肝炎诊断和治疗指南（2021）[41]	WS 363.1—2011卫生信息数据元目录 第1部分：总则 [10]
3.02.0420	临床观察	实验室检查	抗核抗体（ANA）定性检测结果代码	ANA（±）	受检者抗核抗体定性检测结果代码	字符型	N1	1. 阴性 2. 阳性 3. 未查	/	自身免疫性肝炎诊断和治疗指南（2021）[41]	WS 363.1—2011卫生信息数据元目录 第1部分：总则 [10]
3.02.0430	临床观察	实验室检查	ANA定量检测结果	ANA	受检者抗核抗体定量检测结果值	数值型	N..5,2	/	IU/ml	自身免疫性肝炎诊断和治疗指南（2021）[41]	WS 363.1—2011卫生信息数据元目录 第1部分：总则 [10]
3.02.0440	临床观察	实验室检查	抗平滑肌抗体(抗SMA)定性检测结果代码	anti SMA（±）	受检者抗平滑肌抗体定性检测结果代码	字符型	N1	1. 阴性 2. 阳性 3. 未查	/	自身免疫性肝炎诊断和治疗指南（2021）[41]	WS 363.1—2011卫生信息数据元目录 第1部分：总则 [10]
3.02.0450	临床观察	实验室检查	抗SMA定量检测结果	anti SMA	受检者抗平滑肌抗体定量检测结果值	数值型	N..5,2	/	IU/ml	自身免疫性肝炎诊断和治疗指南（2021）[41]	WS 363.1—2011卫生信息数据元目录 第1部分：总则 [10]

续表

标识符	一级类别	二级类别	数据元名称	英文名称	定义	数据类型	表示格式	数据元允许值	单位	数据元来源	数据元属性描述来源
3.02.0460	临床观察	实验室检查	抗肝肾微粒体-1抗体（抗LKM-1）定性检测结果代码	anti LKM-1（±）	受检者抗肝肾微粒体-1抗体定性检测结果代码	字符型	N1	1.阴性 2.阳性 3.未查	/	自身免疫性肝炎诊断和治疗指南（2021）[41]	WS 363.1—2011卫生信息数据元目录 第1部分：总则 [10]
3.02.0470	临床观察	实验室检查	抗LKM-1定量检测结果	anti LKM-1	受检者抗肝肾微粒体-1抗体定量检测结果值	数值型	N..5,2	/	/	自身免疫性肝炎诊断和治疗指南（2021）[41]	WS 363.1—2011卫生信息数据元目录 第1部分：总则 [10]
3.02.0480	临床观察	实验室检查	抗可溶性肝抗原抗体（抗SLA）定性检测结果代码	anti SLA（±）	受检者抗可溶性肝抗原抗体定性检测结果代码	字符型	N1	1.阴性 2.阳性 3.未查	/	自身免疫性肝炎诊断和治疗指南（2021）[41]	WS 363.1—2011卫生信息数据元目录 第1部分：总则 [10]
3.02.0490	临床观察	实验室检查	抗SLA定量检测结果	anti SLA	受检者抗可溶性肝抗原抗体定量检测结果值	数值型	N..5,2	/	IU/ml	自身免疫性肝炎诊断和治疗指南（2021）[41]	WS 363.1—2011卫生信息数据元目录 第1部分：总则 [10]
3.02.0500	临床观察	实验室检查	抗可溶性酸性磷酸化蛋白100抗体（抗Sp100）定性检测结果代码	anti Sp100（±）	受检者抗可溶性酸性磷酸化蛋白100抗体定性检测结果代码	字符型	N1	1.阴性 2.阳性 3.未查	/	自身免疫性肝炎诊断和治疗指南（2021）[41]	WS 363.1—2011卫生信息数据元目录 第1部分：总则 [10]

续表

标识符	一级类别	二级类别	数据元名称	英文名称	定义	数据类型	表示格式	数据元允许值	单位	数据元来源	数据元属性描述来源
3.02.0510	临床观察	实验室检查	抗 Sp100 定量检测结果	anti Sp100	受检者抗可溶性酸性磷酸化蛋白100 抗体定量检测结果值	数值型	N..5,2	/	IU/ml	自身免疫性肝炎诊断和治疗指南(2021)[41]	WS 363.1—2011卫生信息数据元目录 第1部分:总则[10]
3.02.0520	临床观察	实验室检查	抗线粒体抗体(AMA)定性检测结果代码	AMA（±）	受检者抗线粒体抗体定性检测结果代码	字符型	N1	1. 阴性 2. 阳性 3. 未查	/	自身免疫性肝炎诊断和治疗指南(2021)[41]	WS 363.1—2011卫生信息数据元目录 第1部分:总则[10]
3.02.0530	临床观察	实验室检查	AMA 定量检测结果	AMA	受检者抗线粒体抗体定量检测结果值	数值型	N..5,2	/	IU/ml	自身免疫性肝炎诊断和治疗指南(2021)[41]	WS 363.1—2011卫生信息数据元目录 第1部分:总则[10]
3.02.0540	临床观察	实验室检查	抗去唾液酸糖蛋白受体抗体(抗ASGPR)定性检测结果代码	anti-asialoglyco-protein receptor（±）	受检者抗去唾液酸糖蛋白受体抗体定性检测结果代码	字符型	N1	1. 阴性 2. 阳性 3. 未查	/	自身免疫性肝炎诊断和治疗指南(2021)[41]	WS 363.1—2011卫生信息数据元目录 第1部分:总则[10]
3.02.0550	临床观察	实验室检查	抗 ASGPR 定量检测结果	anti-asialoglyco-protein receptor	受检者抗去唾液酸糖蛋白受体抗体定量检测结果值	数值型	N..5,2	/	RV/ml	自身免疫性肝炎诊断和治疗指南(2021)[41]	WS 363.1—2011卫生信息数据元目录 第1部分:总则[10]

续表

标识符	一级类别	二级类别	数据元名称	英文名称	定义	数据类型	表示格式	数据元允许值	单位	数据元来源	数据元属性描述来源
3.02.0560	临床观察	实验室检查	抗中性粒细胞胞质抗体（抗pANCA）定性检测结果代码	anti–neutrophil cytoplasmic antibody（±）	受检者抗中性粒细胞胞质抗体定性检测结果代码	字符型	N1	1. 阴性 2. 阳性 3. 未查	/	自身免疫性肝炎诊断和治疗指南（2021）[41]	WS 363.1—2011卫生信息数据元目录 第1部分：总则[10]
3.02.0570	临床观察	实验室检查	抗pANCA定量检测结果	anti–neutrophil cytoplasmic antibody	受检者抗中性粒细胞胞质抗体定量检测结果值	数值型	N..5,2	/	RV/ml	自身免疫性肝炎诊断和治疗指南（2021）[41]	WS 363.1—2011卫生信息数据元目录 第1部分：总则[10]
3.02.0580	临床观察	实验室检查	抗线粒体抗体M2型（AMA–M2）定性检测结果代码	anti mitochondrial antibody M2（±）	受检者抗线粒体抗体M2型定性检测结果代码	字符型	N1	1. 阴性 2. 阳性 3. 未查	/	自身免疫性肝炎诊断和治疗指南（2021）[41]	WS 363.1—2011卫生信息数据元目录 第1部分：总则[10]
3.02.0590	临床观察	实验室检查	AMA–M2定量检测结果	anti mitochondrial antibody M2	受检者抗线粒体抗体M2型定量检测结果值	数值型	N..5,2	/	RV/ml	自身免疫性肝炎诊断和治疗指南（2021）[41]	WS 363.1—2011卫生信息数据元目录 第1部分：总则[10]
3.02.0600	临床观察	实验室检查	抗肝细胞膜特异性脂蛋白抗体定性检测结果代码	anti liver specific protein antibody（±）	受检者抗肝细胞膜特异性脂蛋白抗体定性检测结果代码	字符型	N1	1. 阴性 2. 阳性 3. 未查	/	自身免疫性肝炎诊断和治疗指南（2021）[41]	WS 363.1—2011卫生信息数据元目录 第1部分：总则[10]

续表

标识符	一级类别	二级类别	数据元名称	英文名称	定义	数据类型	表示格式	数据元允许值	单位	数据元来源	数据元属性描述来源
3.02.0610	临床观察	实验室检查	抗肝细胞膜特异性脂蛋白抗体定量检测结果	anti liver specific protein antibody	受检者抗肝细胞膜特异性脂蛋白抗体定量检测结果值	数值型	N..5,2	/	IU/ml	自身免疫性肝炎诊断和治疗指南 (2021)[41]	WS 363.1—2011 卫生信息数据元目录 第1部分：总则[10]
3.02.0620	临床观察	实验室检查	抗 SS-A 抗体定性检测结果代码	anti SS-A antibody（±）	受检者抗 SS-A 抗体定性检测结果代码	字符型	N1	1. 阴性 2. 阳性 3. 未查	/	自身免疫性肝炎诊断和治疗指南 (2021)[41]	WS 363.1—2011 卫生信息数据元目录 第1部分：总则[10]
3.02.0630	临床观察	实验室检查	抗 SS-A 抗体定量检测结果	anti SS-A antibody	受检者抗 SS-A 抗体定量检测结果值	数值型	N..5,2	/	IU/ml	自身免疫性肝炎诊断和治疗指南 (2021)[41]	WS 363.1—2011 卫生信息数据元目录 第1部分：总则[10]
3.02.0640	临床观察	实验室检查	抗 SS-B 抗体定性检测结果代码	anti SS-B antibody（±）	受检者抗 SS-B 定性检验结果代码	字符型	N1	1. 阴性 2. 阳性 3. 未查	/	自身免疫性肝炎诊断和治疗指南 (2021)[41]	WS 363.1—2011 卫生信息数据元目录 第1部分：总则[10]
3.02.0650	临床观察	实验室检查	抗 SS-B 抗体定量检测结果	anti SS-B antibody	受检者抗 SS-B 定量检测结果值	数值型	N..5,2	/	IU/ml	自身免疫性肝炎诊断和治疗指南 (2021)[41]	WS 363.1—2011 卫生信息数据元目录 第1部分：总则[10]
3.02.0660	临床观察	实验室检查	血清总胆红素	serum total bilirubin (TBil)	受检者肝功能检查血清总胆红素的检测结果值	数值型	N..5,1	/	μmol/L	肝衰竭诊治指南 (2018 年版)[12]	WS 363.9—2011 卫生信息数据元目录 第9部分：实验室检查[38]

续表

标识符	一级类别	二级类别	数据元名称	英文名称	定义	数据类型	表示格式	数据元允许值	单位	数据元来源	数据元属性描述来源
3.02.0670	临床观察	实验室检查	直接胆红素	direct bilirubin (DBil)	受检者肝功能检查血清直接胆红素的检测结果值	数值型	N..4,1	/	μmol/L	肝衰竭诊治指南（2018年版）[12]	T/CMDA 003—2020 肝胆疾病标准数据规范：肝癌科研病历标准数据集[22]
3.02.0680	临床观察	实验室检查	间接胆红素	indirect bilirubin (IBil)	受检者肝功能检查血清间接胆红素的检测结果值	数值型	N..4,1	/	μmol/L	肝衰竭诊治指南（2018年版）[12]	T/CMDA 003—2020 肝胆疾病标准数据规范：肝癌科研病历标准数据集[22]
3.02.0690	临床观察	实验室检查	血清总蛋白	serum total protein（TP）	受检者肝功能检查血清总蛋白的检测结果值	数值型	N..14,4	/	g/L	肝衰竭诊治指南（2018年版）[12]	T/CHIA 15.4—2020 新型冠状病毒肺炎基本数据集 第4部分：临床科研[42]
3.02.0700	临床观察	实验室检查	血清白蛋白	serum albumin （ALB）	受检者肝功能检查血清白蛋白的检测结果值	数值型	N..4,1	/	g/L	肝衰竭诊治指南（2018年版）[12]	WS 363.9—2011 卫生信息数据元目录 第9部分：实验室检查[38]
3.02.0710	临床观察	实验室检查	血清球蛋白	serum globulin（G）	受检者肝功能检查血清球蛋白的检测结果值	数值型	N..4,1	/	g/L	肝衰竭诊治指南（2018年版）[12]	WS 363.1—2011 卫生信息数据元目录 第1部分：总则[10]

续表

标识符	一级类别	二级类别	数据元名称	英文名称	定义	数据类型	表示格式	数据元允许值	单位	数据元来源	数据元属性描述来源
3.02.0720	临床观察	实验室检查	血清丙氨酸氨基转移酶	serum alanine aminotransferase（ALT）	受检者肝功能检查血清丙氨酸氨基转移酶的检测结果值	数值型	N..3	/	U/L	肝衰竭诊治指南（2018年版）[12]	WS 363.9—2011卫生信息数据元目录 第9部分：实验室检查[38]
3.02.0730	临床观察	实验室检查	血清天冬氨酸氨基转移酶	serum aspartate aminotransferase（AST）	受检者肝功能检查血清天冬氨酸氨基转移酶的检测结果值	数值型	N..3	/	U/L	肝衰竭诊治指南（2018年版）[12]	WS 363.9—2011卫生信息数据元目录 第9部分：实验室检查[38]
3.02.0740	临床观察	实验室检查	碱性磷酸酶	alkaline phosphatase（AKP）	受检者肝功能检查血清碱性磷酸酶的检测结果值	数值型	N..5,1	/	IU/L	肝衰竭诊治指南（2018年版）[12]	T/CMDA 003—2020肝胆疾病标准数据规范:肝癌科研病历标准数据集[22]
3.02.0750	临床观察	实验室检查	胆碱酯酶	cholinesterase（CHE）	受检者肝功能检查血清胆碱酯酶的检测结果值	数值型	N..5,1	/	U/L	肝衰竭诊治指南（2018年版）[12]	WS 363.1—2011卫生信息数据元目录 第1部分：总则[10]
3.02.0760	临床观察	实验室检查	γ-谷氨酰转肽酶	γ-Glutamyl transpeptidase（GGT）	受检者肝功能检查血清γ-谷氨酰转肽酶的检测结果值	数值型	N..5,1	/	IU/L	肝衰竭诊治指南（2018年版）[12]	T/CMDA 003—2020肝胆疾病标准数据规范:肝癌科研病历标准数据集[20]

标识符	一级类别	二级类别	数据元名称	英文名称	定义	数据类型	表示格式	数据元允许值	单位	数据元来源	数据元属性描述来源
3.02.0770	临床观察	实验室检查	前白蛋白	prealbumin (PA)	受检者肝功能检查血清前白蛋白的检测结果值	数值型	N..6,2	/	mg/L	肝衰竭诊治指南（2018年版）[12]	T/CMDA 003—2020 肝胆疾病标准数据规范：肝癌科研病历标准数据集[22]
3.02.0780	临床观察	实验室检查	甲胎蛋白	alpha fetoprotein (AFP)	受检者肝功能检查血清甲胎蛋白的检测结果值	数值型	N..8,1	/	ng/ml	肝衰竭诊治指南（2018年版）[12]	T/CMDA 003—2020 肝胆疾病标准数据规范：肝癌科研病历标准数据集[22]
3.02.0790	临床观察	实验室检查	异常凝血酶原	abnormal prothrombin (APT)	受检者肝功能检查异常凝血酶原的检测结果值	数值型	N..8,1	/	μg/L	肝衰竭诊治指南（2018年版）[12]	T/CMDA 003—2020 肝胆疾病标准数据规范：肝癌科研病历标准数据集[22]
3.02.0800	临床观察	实验室检查	凝血酶时间	thrombin time (TT)	受检者凝血酶时间的检测结果值	数值型	N..14,4	/	s	肝衰竭诊治指南（2018年版）[12]	WS 363.1—2011 卫生信息数据元目录 第1部分：总则[10]
3.02.0810	临床观察	实验室检查	国际标准化比值	international normalized ratio (INR)	受检者凝血酶原时间与正常对照凝血酶原时间之比的ISI次方	数值型	N..14,4	/	/	肝衰竭诊治指南（2018年版）[12]	T/CHIA 15.4—2020 新型冠状病毒肺炎基本数据集 第4部分：临床科研[42]

57

标识符	一级类别	二级类别	数据元名称	英文名称	定义	数据类型	表示格式	数据元允许值	单位	数据元来源	数据元属性描述来源
3.02.0820	临床观察	实验室检查	凝血酶原时间	prothrombin time（PT）	受检者凝血酶原时间的检测结果值	数值型	N..5,2	/	s	肝衰竭诊治指南（2018 年版）[12]	T/CMDA 003—2020 肝胆疾病标准数据规范：肝癌科研病历标准数据集 [22]
3.02.0830	临床观察	实验室检查	凝血酶原活动度	prothrombin activity（PTA）	判断受检者肝细胞坏死的严重程度及预后的敏感指标	数值型	N..3	/	%	肝衰竭诊治指南（2018 年版）[12]	WS 363.1—2011 卫生信息数据元目录 第 1 部分：总则 [10]
3.02.0840	临床观察	实验室检查	纤维蛋白原	fibrinogen（FG）	受检者单位容积血液内纤维蛋白原的数量值	数值型	N3,1	/	g/L	李氏人工肝实战手册 [32]	WS 363.1—2011 卫生信息数据元目录 第 1 部分：总则 [10]
3.02.0850	临床观察	实验室检查	活化部分凝血活酶时间	activated partial thrombo-plastin time（APTT）	临床上最常用反映受检者内源性凝血系统凝血活性的敏感筛选试验	数值型	N..14,4	/	s	李氏人工肝实战手册 [32]	T/CHIA 15.4—2020 新型冠状病毒肺炎基本数据集 第 4 部分：临床科研 [42]
3.02.0860	临床观察	实验室检查	D- 二聚体	D-dimer（D-D）	受检者单位容积血浆中 D- 二聚体的数量值	数值型	N..6,2	/	μg/L	李氏人工肝实战手册 [32]	DB11/T 1866—2021 重症医学数据集患者数据 [43]

标识符	一级类别	二级类别	数据元名称	英文名称	定义	数据类型	表示格式	数据元允许值	单位	数据元来源	数据元属性描述来源
3.02.0870	临床观察	实验室检查	抗凝血酶Ⅲ活性测定	antithrombin Ⅲ activity assay（AT-Ⅲ A）	受检者单位容积血浆中抗凝血酶Ⅲ的数量值	数值型	N..14,4	/	μg/L	李氏人工肝实战手册[32]	WS 363.1—2011 卫生信息数据元目录 第1部分：总则[10]
3.02.0880	临床观察	实验室检查	血栓弹力图测定结果代码	thromboela-stogram outcome	受检者血栓弹力图检测结果的分类代码	字符型	N1	血栓弹力图检测结果代码表	/	Guidelines for the Management of Adult Acute and Acute-on-Chronic Liver Failure in the ICU: Cardiovascular, Endocrine, Hematologic, Pulmonary, and Renal Considerations[44]	WS 363.1—2011 卫生信息数据元目录 第1部分：总则[10]
3.02.0890	临床观察	实验室检查	凝血反应时间R值	R value	主要反映凝血因子的功能	数值型	N..14,4	/	min	Guidelines for the Management of Adult Acute and Acute-on-Chronic Liver Failure in the ICU: Cardiovascular, Endocrine, Hematologic, Pulmonary, and Renal Considerations[44]	WS 363.1—2011 卫生信息数据元目录 第1部分：总则[10]

续表

标识符	一级类别	二级类别	数据元名称	英文名称	定义	数据类型	表示格式	数据元允许值	单位	数据元来源	数据元属性描述来源
3.02.0900	临床观察	实验室检查	凝血形成时间K值	K value	主要反映纤维蛋白原的功能和水平	数值型	N..14,4	/	min	Guidelines for the Management of Adult Acute and Acute-on-Chronic Liver Failure in the ICU: Cardiovascular, Endocrine, Hematologic, Pulmonary, and Renal Considerations[44]	WS 363.1—2011 卫生信息数据元目录 第1部分：总则[10]
3.02.0910	临床观察	实验室检查	Angle 角度 α值	α value	主要表示纤维蛋白原的功能	数值型	N..14,4	/	°	Guidelines for the Management of Adult Acute and Acute-on-Chronic Liver Failure in the ICU: Cardiovascular, Endocrine, Hematologic, Pulmonary, and Renal Considerations[44]	WS 363.1—2011 卫生信息数据元目录 第1部分：总则[10]

标识符	一级类别	二级类别	数据元名称	英文名称	定义	数据类型	表示格式	数据元允许值	单位	数据元来源	数据元属性描述来源
3.02.0920	临床观察	实验室检查	血栓最大振幅 MA 值	MA value	主要反映血小板的数量和功能，也受纤维蛋白原影响	数值型	N..14,4	/	mm	Guidelines for the Management of Adult Acute and Acute-on-Chronic Liver Failure in the ICU: Cardiovascular, Endocrine, Hematologic, Pulmonary, and Renal Considerations[44]	WS 363.1—2011 卫生信息数据元目录 第 1 部分：总则[10]
3.02.0930	临床观察	实验室检查	凝血综合指数 CI	CI value	反映整体凝血水平	数值型	N..14,4	/	/	Guidelines for the Management of Adult Acute and Acute-on-Chronic Liver Failure in the ICU: Cardiovascular, Endocrine, Hematologic, Pulmonary, and Renal Considerations[44]	WS 363.1—2011 卫生信息数据元目录 第 1 部分：总则[10]

续表

标识符	一级类别	二级类别	数据元名称	英文名称	定义	数据类型	表示格式	数据元允许值	单位	数据元来源	数据元属性描述来源
3.02.0940	临床观察	实验室检查	纤溶指数LY30	LY30 value	测量 MA 值确定后 30 分钟内血块消融的比例	数值型	N..14,4	/	%	Guidelines for the Management of Adult Acute and Acute-on-Chronic Liver Failure in the ICU: Cardiovascular, Endocrine, Hematologic, Pulmonary, and Renal Considerations[44]	WS 363.1—2011 卫生信息数据元目录 第 1 部分：总则[10]
3.02.0950	临床观察	实验室检查	预测纤溶指数EPL	EPL value	预测 MA 值确定后 30 分钟内凝血块要消融的百分比	数值型	N..14,4	/	%	Guidelines for the Management of Adult Acute and Acute-on-Chronic Liver Failure in the ICU: Cardiovascular, Endocrine, Hematologic, Pulmonary, and Renal Considerations[44]	WS 363.1—2011 卫生信息数据元目录 第 1 部分：总则[10]
3.02.0960	临床观察	实验室检查	血肌酐	serum creatinine (SCr)	受检者肾功能检查血肌酐的检测结果值	数值型	N3,1	/	μmol/L	肝衰竭诊治指南（2018 年版）[12]	WS 363.9—2011 卫生信息数据元目录 第 9 部分：实验室检查[38]

标识符	一级类别	二级类别	数据元名称	英文名称	定义	数据类型	表示格式	数据元允许值	单位	数据元来源	数据元属性描述来源
3.02.0970	临床观察	实验室检查	肾小球滤过率	glomerular filtration rate (GFR)	受检者肾功能检查肾小球滤过率的检测结果值	数值型	N..3	/	ml/min	李氏人工肝实战手册[32]	T/CHIA 2—2018 健康体检基本项目数据集[45]
3.02.0980	临床观察	实验室检查	血尿素氮	blood urea nitrogen (BUN)	受检者肾功能检查血尿素氮的检测结果值	数值型	N..4,1	/	mmol/L	李氏人工肝实战手册[32]	WS 363.9—2011 卫生信息数据元目录 第9部分：实验室检查[38]
3.02.0990	临床观察	实验室检查	尿 β_2 微球蛋白	urine β_2-microglobulin (β_2-MG)	受检者肾功能检查血尿素氮的检测结果值	数值型	N..5	/	mg/L	李氏人工肝实战手册[32]	WS 363.9—2011 卫生信息数据元目录 第9部分：实验室检查[38]
3.02.1000	临床观察	实验室检查	血尿酸	blood uric acid (UA)	受检者肾功能检查血尿酸的检测结果值	数值型	N..5,1	/	mmol/L	李氏人工肝实战手册[32]	WS 363.1—2011 卫生信息数据元目录 第1部分：总则[10]
3.02.1010	临床观察	实验室检查	总胆固醇	cholesterol (TC)	受检者单位容积血清中胆固醇酯与游离胆固醇的总值	数值型	N..5,2	/	mmol/L	李氏人工肝实战手册[32]	WS 363.9—2011 卫生信息数据元目录 第9部分：实验室检查[38]
3.02.1020	临床观察	实验室检查	甘油三酯	triglyceride (TG)	受检者甘油三酯的检测结果值	数值型	N..3,1	/	mmol/L	李氏人工肝实战手册[32]	WS 363.9—2011 卫生信息数据元目录 第9部分：实验室检查[38]

续表

标识符	一级类别	二级类别	数据元名称	英文名称	定义	数据类型	表示格式	数据元允许值	单位	数据元来源	数据元属性描述来源
3.02.1030	临床观察	实验室检查	低密度脂蛋白胆固醇（LDL-C）	low density lipoprotein cholesterol（LDL-C）	受检者血清低密度脂蛋白胆固醇的检测结果值	数值型	N..5,2	/	mmol/L	李氏人工肝实战手册[32]	WS 363.9—2011卫生信息数据元目录 第9部分：实验室检查[38]
3.02.1040	临床观察	实验室检查	高密度脂蛋白胆固醇（HDL-C）	high density lipoprotein cholesterol（HDL-C）	受检者血清高密度脂蛋白胆固醇的检测结果值	数值型	N..5,2	/	mmol/L	李氏人工肝实战手册[32]	WS 363.9—2011卫生信息数据元目录 第9部分：实验室检查[38]
3.02.1050	临床观察	实验室检查	空腹血糖	fasting blood glucose（FBG）	受检者空腹状态下血糖的检测结果值	数值型	N3..4,1	/	mmol/L	肝衰竭诊治指南（2018年版）[12]	WS 363.9—2011卫生信息数据元目录 第9部分：实验室检查[38]
3.02.1060	临床观察	实验室检查	糖化血红蛋白HbA1c	glycosylated hemoglobin（HbA1c）	受检者糖化血红蛋白的检测结果值	数值型	N..3	/	%	Possible discrepancy of HbA1c values and its assessment among patients with chronic renal failure，hemodialysis and other diseases[46]	T/GDPHA 026—2021慢性阻塞性肺疾病临床研究通用标准数据集[47]
3.02.1070	临床观察	实验室检查	pH	pH	受检者动脉血中氢离子浓度的负对数，表示酸碱度	数值型	N..3,1	/	/	李氏人工肝实战手册[32]	T/GDPHA 026—2021慢性阻塞性肺疾病临床研究通用标准数据集[47]

标识符	一级类别	二级类别	数据元名称	英文名称	定义	数据类型	表示格式	数据元允许值	单位	数据元来源	数据元属性描述来源
3.02.1080	临床观察	实验室检查	二氧化碳分压	partial pressure of carbon dioxide（PaCO$_2$）	受检者血浆中物理溶解的二氧化碳所产生的张力	数值型	N..5,1	/	mmHg	李氏人工肝实战手册[32]	DB11/T 1866—2021 重症医学数据集患者数据[43]
3.02.1090	临床观察	实验室检查	血氧分压	partial pressure of oxygen（PaO$_2$）	受检者动脉血液中的氧分子所产生的张力	数值型	N..14,4	/	mmHg	李氏人工肝实战手册[32]	WS 363.1—2011 卫生信息数据元目录 第 1 部分：总则[10]
3.02.1100	临床观察	实验室检查	二氧化碳总量	total carbon dioxide capacity（TCO$_2$）	受检者血浆中所有以各种形式存在的二氧化碳的总量	数值型	N..14,4	/	mmol/L	李氏人工肝实战手册[32]	T/CHIA 15.4—2020 新型冠状病毒肺炎基本数据集 第 4 部分：临床科研[42]
3.02.1110	临床观察	实验室检查	实际碳酸氢根	actual bicarbonate（AB）	受检者在实际 PaCO$_2$ 和血氧饱和度条件下测得的血浆碳酸氢根浓度	数值型	N..14,4	/	mmol/L	李氏人工肝实战手册[32]	T/CHIA 15.4—2020 新型冠状病毒肺炎基本数据集 第 4 部分：临床科研[42]

标识符	一级类别	二级类别	数据元名称	英文名称	定义	数据类型	表示格式	数据元允许值	单位	数据元来源	数据元属性描述来源
3.02.1120	临床观察	实验室检查	标准碳酸氢根	standard bicarbonate（SB）	受检者在体温37℃，血红蛋白完全饱和，经PaCO₂为40mmHg的气体平衡后的标准状态下所测得的血浆碳酸氢根浓度	数值型	N..14,4	/	mmol/L	李氏人工肝实战手册[32]	T/CHIA 15.4—2020 新型冠状病毒肺炎基本数据集 第4部分：临床科研[42]
3.02.1130	临床观察	实验室检查	血氧饱和度	oxygen saturation（SaO₂）	受检者血液中血氧浓度的检测结果值	数值型	N..14,4	/	mmol/L	李氏人工肝实战手册[32]	T/CHIA 15.4—2020 新型冠状病毒肺炎基本数据集 第4部分：临床科研[42]
3.02.1140	临床观察	实验室检查	阴离子间隙	AG	受检者血清中常规测得的阳离子总数与阴离子总数之差	数值型	N..14,4	/	mmol/L	李氏人工肝实战手册[32]	WS 363.1—2011 卫生信息数据元目录 第1部分：总则[10]
3.02.1150	临床观察	实验室检查	红细胞计数	red blood cell count（RBC）	受检者血常规检查红细胞计数的检测结果值	数值型	N4..5,2	/	g/L	李氏人工肝实战手册[32]	WS 363.9—2011 卫生信息数据元目录 第9部分：实验室检查[38]

标识符	一级类别	二级类别	数据元名称	英文名称	定义	数据类型	表示格式	数据元允许值	单位	数据元来源	数据元属性描述来源
3.02.1160	临床观察	实验室检查	白细胞计数	leukocyte count（WBC）	受检者血常规检查白细胞计数的检测结果值	数值型	N..4,1	/	g/L	李氏人工肝实战手册[32]	WS 363.9—2011 卫生信息数据元目录 第9部分：实验室检查[38]
3.02.1170	临床观察	实验室检查	淋巴细胞计数	lymphocyte count（LC）	受检者血常规检查淋巴细胞计数的检测结果值	数值型	N2..4,1	/	10⁹/L	李氏人工肝实战手册[32]	T/CHIA 2—2018 健康体检基本项目数据集[45]
3.02.1180	临床观察	实验室检查	淋巴细胞百分率	lymphocyte percentage	受检者血常规检查淋巴细胞百分率的检测结果值	数值型	N..5,2	/	%	李氏人工肝实战手册[32]	WS 363.9—2011 卫生信息数据元目录 第9部分：实验室检查[38]
3.02.1190	临床观察	实验室检查	中性粒细胞计数	neutrophil count（NEUT）	受检者血常规检查中性粒细胞计数的检测结果值	数值型	N2..4,1	/	10⁹/L	李氏人工肝实战手册[32]	WS 363.9—2011 卫生信息数据元目录 第9部分：实验室检查[38]
3.02.1200	临床观察	实验室检查	中性粒细胞百分率	percentage of neutrophils	受检者血常规检查中性粒细胞百分率的检测结果值	数值型	N..5,2	/	%	李氏人工肝实战手册[32]	WS 363.9—2011 卫生信息数据元目录 第9部分：实验室检查[38]
3.02.1210	临床观察	实验室检查	血小板计数	platelet count（PLT）	受检者血常规检查血小板的检测结果值	数值型	N2..3	/	g/L	肝衰竭诊治指南（2018年版）[12]	WS 363.9—2011 卫生信息数据元目录 第9部分：实验室检查[38]

标识符	一级类别	二级类别	数据元名称	英文名称	定义	数据类型	表示格式	数据元允许值	单位	数据元来源	数据元属性描述来源
3.02.1220	临床观察	实验室检查	血红蛋白	hemoglobin（HGB）	受检者血常规检查血红蛋白的检测结果值	数值型	N..3	/	g/L	李氏人工肝实战手册[32]	WS 363.9—2011卫生信息数据元目录 第9部分：实验室检查[38]
3.02.1230	临床观察	实验室检查	单核细胞	monocyte（MONO）	受检者血常规检查单核细胞的检测结果值	数值型	N..3	/	g/L	李氏人工肝实战手册[32]	WS 363.9—2011卫生信息数据元目录 第9部分：实验室检查[38]
3.02.1240	临床观察	实验室检查	红细胞比容	hematocrit（HCT）	一定量的抗凝全血经离心沉淀后，测得下沉的红细胞占全血的容积比	数值型	N4..5,2	/	%	李氏人工肝实战手册[32]	T/CMDA 003—2020肝胆疾病标准数据规范：肝癌科研病历标准数据集[22]
3.02.1250	临床观察	实验室检查	尿比重	specific gravity of urine（SG）	受检者尿常规检查尿比重的检测结果值	数值型	N5,3	/	/	李氏人工肝实战手册[32]	WS 363.9—2011卫生信息数据元目录 第9部分：实验室检查[38]
3.02.1260	临床观察	实验室检查	尿胆素原定性检测结果代码	results of urobilinogen test（UBG）	受检者尿胆素原定性检测结果代码	字符型	N1	1.阴性 2.阳性 3.未查	/	李氏人工肝实战手册[32]	WS 363.1—2011卫生信息数据元目录 第1部分：总则[10]

标识符	一级类别	二级类别	数据元名称	英文名称	定义	数据类型	表示格式	数据元允许值	单位	数据元来源	数据元属性描述来源
3.02.1270	临床观察	实验室检查	尿隐血定性检测结果代码	qualitative test results of urinary occult blood（BLD）	受检者尿隐血定性检测结果代码	字符型	N1	1.阴性 2.阳性 3.未查	/	李氏人工肝实战手册[32]	WS 363.1—2011 卫生信息数据元目录 第1部分：总则[10]
3.02.1280	临床观察	实验室检查	尿酮体定性检测结果代码	qualitative test results of urinary ketone body（KET）	受检者尿酮体定性检测结果代码	字符型	N1	1.阴性 2.阳性 3.未查	/	李氏人工肝实战手册[32]	WS 363.9—2011 卫生信息数据元目录 第9部分：实验室检查[38]
3.02.1290	临床观察	实验室检查	尿胆红素定性检测结果代码	qualitative test results of urinary bilirubin（UBil）	受检者尿胆红素定性检测结果代码	字符型	N1	1.阴性 2.阳性 3.未查	/	李氏人工肝实战手册[32]	WS 363.1—2011 卫生信息数据元目录 第1部分：总则[10]
3.02.1300	临床观察	实验室检查	尿肌酐	urinary creatinine（UCr）	受检者尿常规检查尿肌酐的检测结果值	数值型	N3,1	/	μmol/L	李氏人工肝实战手册[32]	WS 363.1—2011 卫生信息数据元目录 第1部分：总则[10]
3.02.1310	临床观察	实验室检查	粪便 OB 定性检查结果代码	stool OB qualitative examination results（OB）	受检者粪便定性检测结果代码	字符型	N1	1.阴性 2.阳性 3.未查	/	李氏人工肝实战手册[32]	WS 363.1—2011 卫生信息数据元目录 第1部分：总则[10]

续表

标识符	一级类别	二级类别	数据元名称	英文名称	定义	数据类型	表示格式	数据元允许值	单位	数据元来源	数据元属性描述来源
3.02.1320	临床观察	实验室检查	血钠	blood sodium（Na$^+$）	受检者血生化检查钠离子含量的检测结果值	数值型	N3..4	/	mmol/L	肝衰竭诊治指南（2018 年版）[12]	WS 363.9—2011 卫生信息数据元目录 第 9 部分：实验室检查[38]
3.02.1330	临床观察	实验室检查	血钙	blood calcium（Ca^{2+}）	受检者血生化检查钙离子含量的检测结果值	数值型	N..6,2	/	mmol/L	李氏人工肝实战手册[32]	WS 363.9—2011 卫生信息数据元目录 第 9 部分：实验室检查[38]
3.02.1340	临床观察	实验室检查	血钾	blood potassium（K$^+$）	受检者血生化检查钾离子含量的检测结果值	数值型	N..6,2	/	mmol/L	李氏人工肝实战手册[32]	WS 363.9—2011 卫生信息数据元目录 第 9 部分：实验室检查[38]
3.02.1350	临床观察	实验室检查	血氯	blood chlorine（Cl$^-$）	受检者血生化检查氯离子含量的检测结果值	数值型	N..6,2	/	mmol/L	李氏人工肝实战手册[32]	WS 363.9—2011 卫生信息数据元目录 第 9 部分：实验室检查[38]
3.02.1360	临床观察	实验室检查	红细胞沉降率	erythrocyte sedimentation rate（ESR）	受检者血沉的检测结果值	数值型	N4..5,2	/	mm/h	李氏人工肝实战手册[32]	T/CHIA 2—2018 健康体检基本项目数据集[45]
3.02.1370	临床观察	实验室检查	血氨	blood ammonia（BA）	受检者血氨的检测结果值	数值型	N..6,1	/	mmol/L	李氏人工肝实战手册[32]	WS 363.1—2011 卫生信息数据元目录 第 1 部分：总则[10]

标识符	一级类别	二级类别	数据元名称	英文名称	定义	数据类型	表示格式	数据元允许值	单位	数据元来源	数据元属性描述来源
3.02.1380	临床观察	实验室检查	铜蓝蛋白	ceruloplasmin（CER）	受检者血浆中铜蓝蛋白的数量值	数值型	N..6,1	/	g/L	李氏人工肝实战手册[32]	WS 363.1—2011卫生信息数据元目录 第1部分：总则[10]
3.02.1390	临床观察	实验室检查	乳酸	lactic acid（LA）	受检者单位容积血清中乳酸的含量	数值型	N..4,1	/	mmol/L	李氏人工肝实战手册[32]	DB11/T 1866—2021 重症医学数据集 患者数据[43]
3.02.1400	临床观察	实验室检查	乳酸脱氢酶	lactate dehydroge-nase（LD）	受检者单位容积血清中乳酸脱氢酶的数量值	数值型	N..14,4	/	U/L	李氏人工肝实战手册[32]	T/CHIA 2—2018健康体检基本项目数据集[45]
3.02.1410	临床观察	实验室检查	淀粉酶	amylase（AMS）	受检者血清淀粉酶的检测结果值	数值型	N..6,2	/	U/L	李氏人工肝实战手册[32]	WS 363.1—2011卫生信息数据元目录 第1部分：总则[10]
3.02.1420	临床观察	实验室检查	脂肪酶	lipase（LIP）	受检者血清脂肪酶的检测结果值	数值型	N..6,2	/	U/L	肝衰竭诊治指南（2018年版）[12]	WS 363.1—2011卫生信息数据元目录 第1部分：总则[10]
3.02.1430	临床观察	实验室检查	血清甲状腺激素	serum thyroid hormone（TSH）	受检者单位容积血清中甲状腺激素的含量	数值型	N..6,2	/	nmol/L	李氏人工肝实战手册[32]	WS 363.1—2011卫生信息数据元目录 第1部分：总则[10]

续表

标识符	一级类别	二级类别	数据元名称	英文名称	定义	数据类型	表示格式	数据元允许值	单位	数据元来源	数据元属性描述来源
3.02.1440	临床观察	实验室检查	血清支链氨基酸/芳香族氨基酸比值	serum branched chain amino acid/aromatic amino acid ratio（BCAA/AAA）	受检者单位容积血清中氨基酸与芳香氨基酸的比值	数值型	N..6,2	/	/	李氏人工肝实战手册[32]	WS 363.1—2011卫生信息数据元目录 第1部分：总则[10]
3.02.1451	临床观察	实验室检查	感染指标检验标志	infection index test	标识受检者是否有做感染指标检验	布尔型	T/F	/	/	李氏人工肝实战手册[32]	T/GDPHA 026—2021慢性阻塞性肺疾病临床研究通用标准数据集[47]
3.02.1452	临床观察	实验室检查	内毒素定性检测结果代码	endotoxin qualitative test result	受检者血液内毒素定性检测结果	字符型	N1	1.阴性 2.阳性 3.未查	/	李氏人工肝实战手册[32]	WS 363.1—2011卫生信息数据元目录 第1部分：总则[10]
3.02.1453	临床观察	实验室检查	白细胞介素6	interleukin-6（IL-6）	受检者体液中IL-6水平的检测结果值	数值型	N3..5,1	/	pg/ml	李氏人工肝实战手册[32]	T/CHIA 15.4—2020新型冠状病毒肺炎基本数据集 第4部分：临床科研[42]
3.02.1454	临床观察	实验室检查	白细胞介素10	interleukin-10（IL-10）	受检者体液中IL-10水平的检测结果值	数值型	N3..5,1	/	ng/ml	李氏人工肝实战手册[32]	WS 363.1—2011卫生信息数据元目录 第1部分：总则[10]

标识符	一级类别	二级类别	数据元名称	英文名称	定义	数据类型	表示格式	数据元允许值	单位	数据元来源	数据元属性描述来源
3.02.1455	临床观察	实验室检查	肿瘤坏死因子α	tumor necrosis factor-α（TNF-α）	受检者血清中TNF-α水平的检测结果值	数值型	N..6,1	/	mol/ml	李氏人工肝实战手册[32]	WS 363.1—2011卫生信息数据元目录 第1部分：总则[10]
3.02.1456	临床观察	实验室检查	C反应蛋白	C-reactive protein（CRP）	受检者血清中C反应蛋白的数量值	数值型	N..5,1	/	mg/L	李氏人工肝实战手册[32]	T/CHIA 15.4—2020新型冠状病毒肺炎基本数据集 第4部分：临床科研[42]
3.02.1457	临床观察	实验室检查	降钙素原	procalcitonin（PCT）	受检者血清中降钙素原的数量值	数值型	N..4	/	ng/ml	李氏人工肝实战手册[32]	WS 363.1—2011卫生信息数据元目录 第1部分：总则[10]
3.02.1458	临床观察	实验室检查	转铁蛋白	transferrin（TF）	受检者血清中转铁蛋白的数量值	数值型	N..6,2	/	μg/L	李氏人工肝实战手册[32]	WS 363.1—2011卫生信息数据元目录 第1部分：总则[10]
3.02.1461	临床观察	实验室检查	痰培养定性检查结果代码	sputum culture qualitative examination result	受检者痰液培养的鉴定结果代码	字符型	N1	1. 阴性 2. 阳性 3. 未查	/	李氏人工肝实战手册[32]	WS 363.1—2011卫生信息数据元目录 第1部分：总则[10]

续表

标识符	一级类别	二级类别	数据元名称	英文名称	定义	数据类型	表示格式	数据元允许值	单位	数据元来源	数据元属性描述来源
3.02.1462	临床观察	实验室检查	痰培养鉴定结果	identification results of sputum culture	受检者痰液培养鉴定结果的详细描述	字符型	AN..100	/	/	李氏人工肝实战手册[32]	T/GDPHA 026—2021 慢性阻塞性肺疾病临床研究通用标准数据集[47]
3.02.1471	临床观察	实验室检查	下呼吸道分泌物定性检查结果代码	lower respiratory tract secretion qualitative examination result	对受检者下呼吸道分泌物培养的鉴定结果代码	字符型	N1	1. 阴性 2. 阳性 3. 未查	/	李氏人工肝实战手册[32]	WS 363.1—2011 卫生信息数据元目录 第1部分：总则[10]
3.02.1472	临床观察	实验室检查	下呼吸道分泌物鉴定结果	identification results of lower respiratory tract secretions	受检者下呼吸道分泌物培养鉴定结果的详细描述	字符型	AN..100	/	/	李氏人工肝实战手册[32]	WS 363.1—2011 卫生信息数据元目录 第1部分：总则[10]
3.02.1481	临床观察	实验室检查	血培养定性检查结果代码	qualitative examination results of blood culture	受检者血液培养鉴定的结果	字符型	N1	1. 阴性 2. 阳性 3. 未查	/	李氏人工肝实战手册[32]	WS 363.1—2011 卫生信息数据元目录 第1部分：总则[10]

标识符	一级类别	二级类别	数据元名称	英文名称	定义	数据类型	表示格式	数据元允许值	单位	数据元来源	数据元属性描述来源
3.02.1482	临床观察	实验室检查	血培养鉴定结果	blood culture identification result	受检者血液培养鉴定结果的详细描述	字符型	AN..100	/	/	李氏人工肝实战手册[32]	T/GDPHA 026—2021 慢性阻塞性肺疾病临床研究通用标准数据集[47]
3.02.1490	临床观察	实验室检查	G 试验定性检查结果代码	G test qualitative inspection result	受检者血清 G 试验定性检查结果代码	字符型	N1	1. 正常 2. 异常 3. 未查	/	李氏人工肝实战手册[32]	WS 363.1—2011 卫生信息数据元目录 第 1 部分：总则[10]
3.02.1500	临床观察	实验室检查	G 试验定量检查结果值	G test quantitative inspection result	受检者血清 G 试验定量检查结果	数值型	N..4	/	pg/ml	李氏人工肝实战手册[32]	WS 363.1—2011 卫生信息数据元目录 第 1 部分：总则[10]
3.02.1510	临床观察	实验室检查	GM 试验定性检查结果代码	GM test qualitative inspection result	受检者血清 GM 试验定性检查结果代码	字符型	N1	1. 正常 2. 异常 3. 未查	/	李氏人工肝实战手册[32]	WS 363.1—2011 卫生信息数据元目录 第 1 部分：总则[10]
3.02.1520	临床观察	实验室检查	尿培养定性检查结果代码	qualitative examination results of urine culture	受检者尿液培养鉴定结果的详细描述	字符型	N1	1. 阴性 2. 阳性 3. 未查	/	李氏人工肝实战手册[32]	WS 363.1—2011 卫生信息数据元目录 第 1 部分：总则[10]

续表

标识符	一级类别	二级类别	数据元名称	英文名称	定义	数据类型	表示格式	数据元允许值	单位	数据元来源	数据元属性描述来源
3.02.1530	临床观察	实验室检查	隐球菌定性检查结果代码	cryptococcus qualitative examination result	受检者隐球菌感染定性检测结果代码	字符型	N1	1. 阴性 2. 阳性 3. 未查	/	李氏人工肝实战手册[32]	WS 363.1—2011卫生信息数据元目录 第1部分：总则[10]
3.02.1541	临床观察	实验室检查	定植菌名称	name of colonization bacteria detected	受检者人体生物样本中检出的定植菌的名称	字符型	AN..100	/	/	Changes in the gut microbiota and risk of colonization by multidrug-resistant bacteria, infection, and death in critical care patients[48]	WS 363.1—2011卫生信息数据元目录 第1部分：总则[10]
3.02.1542	临床观察	实验室检查	定植菌鉴定结果	identification results of colonization bacteria	受检者鼻部、咽部或直肠定值菌鉴定结果的详细描述	字符型	AN..100	/	/	Novel Insights Into Pathogenesis and Therapeutic Strategies of Hepatic Encephalopathy, From the Gut Microbiota Perspective[49]	WS 363.1—2011卫生信息数据元目录 第1部分：总则[10]

标识符	一级类别	二级类别	数据元名称	英文名称	定义	数据类型	表示格式	数据元允许值	单位	数据元来源	数据元属性描述来源
3.02.1543	临床观察	实验室检查	定植菌定植指数	colonization index	受检者同一菌种阳性的检测部位数/检测部位总数的值	数值型	N..6,2	/	/	Novel Insights Into Pathogenesis and Therapeutic Strategies of Hepatic Encephalopathy，From the Gut Microbiota Perspective[49]	WS 363.1—2011 卫生信息数据元目录 第1部分：总则[10]
3.03.0010	临床观察	影像学检查	影像学检查方法分类代码	image inspection method	受检者接受影像学检查类别的代码	字符型	N..2	影像学检查方法代码表	/	医学影像学[50]	WS 363.1—2011 卫生信息数据元目录 第1部分：总则[10]
3.03.0020	临床观察	影像学检查	影像学检查日期时间	datetime of image examination	受检者影像学检查当日的公元纪年日期的具体描述	日期时间型	YYYY MMDD Thhmmss	/	/	医学影像学[50]	WS 363.1—2011 卫生信息数据元目录 第1部分：总则[10]
3.03.0030	临床观察	影像学检查	影像学检查结果	imaging result	受检者影像学检查的成像结果	二进制	BY	/	/	医学影像学[50]	WS 363.1—2011 卫生信息数据元目录 第1部分：总则[10]
3.03.0040	临床观察	影像学检查	影像学诊断	imaging diagnosis	受检者影像学检查鉴定诊断的详细描述	字符型	AN..100	/	/	医学影像学[50]	WS 363.1—2011 卫生信息数据元目录 第1部分：总则[10]

续表

标识符	一级类别	二级类别	数据元名称	英文名称	定义	数据类型	表示格式	数据元允许值	单位	数据元来源	数据元属性描述来源
3.03.0051	临床观察	影像学检查	腹水标志	peritoneal effusion	标识受检者腹部影像学检查有无腹水	布尔型	T/F	/	/	医学影像学[50]	WS 363.1—2011卫生信息数据元目录 第1部分：总则[10]
3.03.0052	临床观察	影像学检查	腹水深度	ascites depth	受检者腹部影像学检查腹水深度的累计值	数值型	N..6,2	/	cm	医学影像学[50]	T/CMDA 003—2020肝胆疾病标准数据规范：肝癌科研病历标准数据集[22]
3.03.0060	临床观察	影像学检查	肝脏缩小标志	liver shrinkage	标识受检者腹部影像学检查有无全肝体积缩小	布尔型	T/F	/	/	医学影像学[50]	WS 363.1—2011卫生信息数据元目录 第1部分：总则[10]
3.03.0070	临床观察	影像学检查	肝裂增宽标志	widening sign of hepatic fissure	标识受检者腹部影像学检查是否肝外缘与腹壁距离增宽	布尔型	T/F	/	/	医学影像学[50]	WS 363.1—2011卫生信息数据元目录 第1部分：总则[10]
3.03.0080	临床观察	影像学检查	肝硬化标志	liver cirrhosis	标识受检者腹部影像学检查有无肝硬化	布尔型	T/F	/	/	医学影像学[50]	T/CMDA 003—2020肝胆疾病标准数据规范：肝癌科研病历标准数据集[22]

续表

标识符	一级类别	二级类别	数据元名称	英文名称	定义	数据类型	表示格式	数据元允许值	单位	数据元来源	数据元属性描述来源
3.03.0090	临床观察	影像学检查	脾脏长径值	spleen length diameter value	受检者腹部影像学检查脾脏长径值结果	数值型	N..2	/	cm	医学影像学[50]	WS 363.8—2011卫生信息数据元目录 第8部分：临床辅助检查[37]
3.03.0100	临床观察	影像学检查	平均肺动脉压	mean pulmonary artery pressure（mPAP）	受检者影像学平均肺动脉压结果	数值型	N..2	/	mmHg	成人慢加急性肝衰竭肝移植围手术期管理专家共识[51]	WS 363.1—2011卫生信息数据元目录 第1部分：总则[10]
3.03.0110	临床观察	影像学检查	肝实质病变标志	hepatic parenchymal lesions	标识受检者影像学检查有无提示肝实质病变	布尔型	T/F	/	/	医学影像学[50]	WS 363.1—2011卫生信息数据元目录 第1部分：总则[10]
3.03.0120	临床观察	影像学检查	肝脏体积变化代码	change of liver volume	受检者肝脏体积变化的腹部CT征象	字符型	N1	1. 缩小 2. 增大 3. 不变	/	医学影像学[50]	WS 363.1—2011卫生信息数据元目录 第1部分：总则[10]
3.03.0130	临床观察	影像学检查	肝脏体积/标准肝脏体积	liver volume/ standard liver volume	受检者肝脏体积与标准肝脏体积的比值	数值型	N..6,2	/	/	医学影像学[50]	WS 363.1—2011卫生信息数据元目录 第1部分：总则[10]

续表

标识符	一级类别	二级类别	数据元名称	英文名称	定义	数据类型	表示格式	数据元允许值	单位	数据元来源	数据元属性描述来源
3.04.0010	临床观察	病理学检查	采样日期时间	sampling datetime	采集受检者肝活检标准病理样本时的公元纪年日期和时间的完整描述	日期时间型	YYYY MMDD Thhmmss	/	/	病理学[52]	WS 363.1—2011卫生信息数据元目录 第1部分：总则[10]
3.04.0020	临床观察	病理学检查	病理学检查结果	pathological result	受检者病理学检查的结果成像	二进制	BY	/	/	病理学[52]	WS 363.1—2011卫生信息数据元目录 第1部分：总则[10]
3.04.0030	临床观察	病理学检查	病理学诊断结果	pathological diagnosis	受检者病理检查诊断结果的完整描述	字符型	AN..50	/	/	病理学[52]	WS 445.10—2014电子病历基本数据集 第10部分：住院病案首页[1]
3.04.0040	临床观察	病理学检查	经颈静脉肝穿刺活组织检查标志	transjugular liver biopsy	标识受检者是否接受经颈静脉肝穿刺活组织检查	布尔型	T/F	/	/	病理学[52]	WS 363.1—2011卫生信息数据元目录 第1部分：总则[10]
3.04.0050	临床观察	病理学检查	活检肝组织总质量	liver weight	受检者肝组织标本的重量	数值型	N..6,2	/	g	病理学[52]	WS 363.1—2011卫生信息数据元目录 第1部分：总则[10]

续表

标识符	一级类别	二级类别	数据元名称	英文名称	定义	数据类型	表示格式	数据元允许值	单位	数据元来源	数据元属性描述来源
3.04.0061	临床观察	病理学检查	肝细胞坏死标志	hepatocyte necrosis	受检者经病理学检查有无发生肝细胞坏死	布尔型	T/F	/	/	病理学[52]	WS 363.1—2011卫生信息数据元目录 第1部分:总则[10]
3.04.0062	临床观察	病理学检查	肝细胞坏死代码	hepatocyte necrosis	受检者肝细胞坏死情况的类别代码	字符型	N1	肝细胞坏死分类代码表	/	病理学[52]	WS 363.1—2011卫生信息数据元目录 第1部分:总则[10]
3.05.0010	临床观察	测序检查	组学研究类别代码	classification of omics examination	受检者单组学或多组学检查的方法代码	字符型	N1	组学检测类别代码表	/	人类微生物组研究指南:研究设计、样本采集和生物信息学分析[53]	WS 363.1—2011卫生信息数据元目录 第1部分:总则[10]
3.05.0020	临床观察	测序检查	基因组学检测结果	genomics test results	受检者人体生物学样本经基因组学检测结果的完整描述	字符型	AN..500	/	/	遗传变异分类标准与指南[5]	WS 363.1—2011卫生信息数据元目录 第1部分:总则[10]
3.05.0030	临床观察	测序检查	DNA测序方法分类代码	classification of DNA sequencing method	受检者基因测序检查的方法代码	字符型	N1	DNA测序方法分类代码表	/	遗传变异分类标准与指南[5]	WS 363.1—2011卫生信息数据元目录 第1部分:总则[10]
3.05.0040	临床观察	测序检查	基因测序结果	gene sequencing results	受检者人体生物学样本经基因测序检查的诊断结果的完整描述	字符型	AN..500	/	/	遗传变异分类标准与指南[5]	WS 363.1—2011卫生信息数据元目录 第1部分:总则[10]

81

续表

标识符	一级类别	二级类别	数据元名称	英文名称	定义	数据类型	表示格式	数据元允许值	单位	数据元来源	数据元属性描述来源
3.05.0050	临床观察	测序检查	变异影响分类代码	classification of variant	受检者因遗传变异导致的对肝衰竭疾病影响的分类	字符型	N1	基因变异影响分类代码表	/	遗传变异分类标准与指南[5]	WS 363.1—2011卫生信息数据元目录 第1部分：总则[10]
3.05.0061	临床观察	测序检查	致病突变基因分型代码	pathogenic mutation gene	受检者是否携带诱发肝衰竭的突变基因的代码	字符型	N1	1.NBAS基因 2.LARS基因 3.其他	/	North American Society for Pediatric Gastroenterology, Hepatology, and Nutrition Position Paper on the Diagnosis and Management of Pediatric Acute Liver Failure[14]	WS 363.1—2011卫生信息数据元目录 第1部分：总则[10]
3.05.0062	临床观察	测序检查	致病突变基因名称	name of pathogenic mutant gene	匹配受检者临床表型的致病性的变异基因在其特定命名系统中的名称	字符型	AN..100	/	/	遗传变异分类标准与指南[5]	WS 363.1—2011卫生信息数据元目录 第1部分：总则[10]
3.05.0063	临床观察	测序检查	突变特征	mutation characteristics	匹配受检者临床表型的致病性的基因变异的特征描述	字符型	AN..500	/	/	遗传变异分类标准与指南[5]	WS 363.1—2011卫生信息数据元目录 第1部分：总则[10]

续表

标识符	一级类别	二级类别	数据元名称	英文名称	定义	数据类型	表示格式	数据元允许值	单位	数据元来源	数据元属性描述来源
3.05.0070	临床观察	测序检查	转录组学检测结果	transcriptomic test results	受检者人体生物学样本经转录组学测序检查的诊断结果的完整描述	字符型	AN..500	/	/	遗传变异分类标准与指南[5]	WS 363.1—2011 卫生信息数据元目录 第1部分：总则[10]
3.05.0080	临床观察	测序检查	单细胞RNA测序结果	single cell RNA sequencing results	受检者单细胞RNA测序的诊断结果描述	字符型	AN..500	/	/	A human liver cell atlas reveals heterogeneity and epithelial progenitors[54]	WS 363.1—2011 卫生信息数据元目录 第1部分：总则[10]
3.05.0090	临床观察	测序检查	肝细胞RNA-seq KEGG注释图	RNA-seq-KEGG annotation diagram	匹配受检者肝细胞RNA-seq前后变化的分类图，如KEGG/GO注释图	二进制	BY	/	/	A human liver cell atlas reveals heterogeneity and epithelial progenitors[54]	WS 363.1—2011 卫生信息数据元目录 第1部分：总则[10]
3.05.0100	临床观察	测序检查	肝细胞RNA-seq GO注释图	RNA-seq-KEGG annotation diagram	匹配受检者肝细胞RNA-seq前后变化的GO富集分类图	二进制	BY	/	/	A human liver cell atlas reveals heterogeneity and epithelial progenitors[54]	WS 363.1—2011 卫生信息数据元目录 第1部分：总则[10]
3.05.0110	临床观察	测序检查	代谢组学检测结果	metabolomics test results	受检者人体生物学样本经代谢组学检测的诊断结果的完整描述	字符型	AN..500	/	/	医学代谢组学[55]	WS 363.1—2011 卫生信息数据元目录 第1部分：总则[10]

标识符	一级类别	二级类别	数据元名称	英文名称	定义	数据类型	表示格式	数据元允许值	单位	数据元来源	数据元属性描述来源
3.05.0120	临床观察	测序检查	差异代谢物	differentially expressed metabolites	受检者发生肝衰竭前后或者生物体内受到刺激或扰动前后含量发生异常变化的代谢物分类图	二进制	BY	/	/	医学代谢组学[55]	WS 363.1—2011卫生信息数据元目录 第1部分：总则[10]
3.05.0130	临床观察	测序检查	调控代谢通路	regulate metabolic pathways	匹配受检者差异表达代谢物的调控代谢通路分类图	二进制	BY	/	/	医学代谢组学[55]	WS 363.1—2011卫生信息数据元目录 第1部分：总则[10]
3.05.0140	临床观察	测序检查	蛋白组学检测结果	proteomics test results	受检者人体生物学样本经蛋白组学检测的诊断结果的完整描述	字符型	AN..500	/	/	蛋白质组学与精准医学[56]	WS 363.1—2011卫生信息数据元目录 第1部分：总则[10]
3.05.0150	临床观察	测序检查	差异蛋白KEGG注释图	differential protein-KEGG annotation diagram	匹配受检者差异表达蛋白的KEGG分类图	二进制	BY	/	/	蛋白质组学与精准医学[56]	WS 363.1—2011卫生信息数据元目录 第1部分：总则[10]
3.05.0160	临床观察	测序检查	差异蛋白GO注释图	differential protein-GO annotation plots	匹配受检者差异表达蛋白的GO富集分类图	二进制	BY	/	/	蛋白质组学与精准医学[56]	WS 363.1—2011卫生信息数据元目录 第1部分：总则[10]

标识符	一级类别	二级类别	数据元名称	英文名称	定义	数据类型	表示格式	数据元允许值	单位	数据元来源	数据元属性描述来源
3.05.0170	临床观察	测序检查	载脂蛋白C3（APOC3）靶向蛋白质组学检测结果	APOC3-PRM test results	受检者人体生物学样本经蛋白组学检测载脂蛋白C3的诊断结果的完整描述	字符型	AN..500	/	/	Circulating proteomic panels for diagnosis and risk stratification of acute-on-chronic liver failure in patients with viral hepatitis B[57]	WS 363.1—2011 卫生信息数据元目录 第1部分：总则[10]
3.05.0180	临床观察	测序检查	富组氨酸糖蛋白(HRG)靶向蛋白质组学检测结果	HRG-PRM test results	受检者人体生物学样本经蛋白组学检测富组氨酸糖蛋白的诊断结果的完整描述	字符型	AN..500	/	/	Circulating proteomic panels for diagnosis and risk stratification of acute-on-chronic liver failure in patients with viral hepatitis B[57]	WS 363.1—2011 卫生信息数据元目录 第1部分：总则[10]
3.05.0190	临床观察	测序检查	转铁蛋白(TF)靶向蛋白质组学检测结果	TF-PRM test results	受检者人体生物学样本经蛋白组学检测转铁蛋白的诊断结果的完整描述	字符型	AN..500	/	/	Circulating proteomic panels for diagnosis and risk stratification of acute-on-chronic liver failure in patients with viral hepatitis B[57]	WS 363.1—2011 卫生信息数据元目录 第1部分：总则[10]

标识符	一级类别	二级类别	数据元名称	英文名称	定义	数据类型	表示格式	数据元允许值	单位	数据元来源	数据元属性描述来源
3.05.0200	临床观察	测序检查	激肽释放酶B1（KLKB1）靶向蛋白质组学检测结果	KLKB1-PRM test results	受检者人体生物学样本经蛋白组学检测激肽释放酶B1的诊断结果的完整描述	字符型	AN..500	/	/	Circulating proteomic panels for diagnosis and risk stratification of acute-on-chronic liver failure in patients with viral hepatitis B[57]	WS 363.1—2011卫生信息数据元目录 第1部分：总则[10]
3.05.0210	临床观察	测序检查	微生物组学检测结果	microbiome test results	受检者人体生物学样本经微生物组学检测的诊断结果的完整描述	字符型	AN..500	/	/	人类微生物组研究指南：研究设计、样本采集和生物信息学分析[53]	WS 363.1—2011卫生信息数据元目录 第1部分：总则[10]
3.05.0220	临床观察	测序检查	肠道微生物组测序方法分类代码	classification of microbiome sequencing method	受检者接受肠道微生物组测序的方法的类别代码	字符型	N1	肠道微生物组学检测方法分类代码表	/	人类微生物组研究指南：研究设计、样本采集和生物信息学分析[53]	WS 363.1—2011卫生信息数据元目录 第1部分：总则[10]
3.05.0230	临床观察	测序检查	α-多样性测定结果	within-habitat diversity	受检者样本内肠道微生物菌群数量和丰度的完整描述	字符型	AN..100	/	/	人类微生物组研究指南：研究设计、样本采集和生物信息学分析[53]	WS 363.1—2011卫生信息数据元目录 第1部分：总则[10]
3.05.0240	临床观察	测序检查	Chao 1 指数	Chao 1 estimator	反映受检者人体生物样本菌群的数量（richness）的指标	数值型	N..14,4	/	/	人类微生物组研究指南：研究设计、样本采集和生物信息学分析[53]	WS 363.1—2011卫生信息数据元目录 第1部分：总则[10]

标识符	一级类别	二级类别	数据元名称	英文名称	定义	数据类型	表示格式	数据元允许值	单位	数据元来源	数据元属性描述来源
3.05.0250	临床观察	测序检查	香农指数	Shannon index	反映患者/受试者人体生物样本中微生物多样性的指数之一	数值型	N..14,4	/	/	人类微生物组研究指南：研究设计、样本采集和生物信息学分析[53]	WS 363.1—2011卫生信息数据元目录 第1部分：总则[10]
3.05.0260	临床观察	测序检查	辛普森指数	Simpson index	反映患者/受试者人体生物样本中微生物多样性指数之一；较香农指数对常见物种有更大权重	数值型	N..14,4	/	/	人类微生物组研究指南：研究设计、样本采集和生物信息学分析[53]	WS 363.1—2011卫生信息数据元目录 第1部分：总则[10]
3.05.0270	临床观察	测序检查	β-多样性测定结果	between-habitat diversity	患者/受检者人体生物样本或样本组间的肠道微生物组差异的完整描述	字符型	AN..100	/	/	人类微生物组研究指南：研究设计、样本采集和生物信息学分析[53]	WS 363.1—2011卫生信息数据元目录 第1部分：总则[10]
3.05.0280	临床观察	测序检查	Bray-Curtis相异性	Bray-Curtis dissimilarity	一种用于量化受检者人体生物样本或组间的物种组成差异的指标，其值的范围是0～1,其中0表示两个样本或组间具有相同物种，而1则表示它们不共享任何物种	数值型	N..14,4	/	/	人类微生物组研究指南：研究设计、样本采集和生物信息学分析[53]	WS 363.1—2011卫生信息数据元目录 第1部分：总则[10]

续表

标识符	一级类别	二级类别	数据元名称	英文名称	定义	数据类型	表示格式	数据元允许值	单位	数据元来源	数据元属性描述来源
3.05.0290	临床观察	测序检查	Jaccard距离	Jaccard index	反映受检者人体生物样本有限样本集之间的相似性和差异性	数值型	N..14,4	/	/	人类微生物组研究指南：研究设计、样本采集和生物信息学分析[53]	WS 363.1—2011卫生信息数据元目录 第1部分：总则[10]
3.05.0300	临床观察	测序检查	加权UniFrac距离	weighted UniFrac index	仅反映受检者人体生物样本物种有无的变化的指标，其值的范围是0～1,0表示两个微生物群落间OTU的种类一致	数值型	N..14,4	/	/	人类微生物组研究指南：研究设计、样本采集和生物信息学分析[53]	WS 363.1—2011卫生信息数据元目录 第1部分：总则[10]
3.05.0310	临床观察	测序检查	未加权UniFrac距离	unweighted UniFrac index	反映受检者人体生物样本物种有无和物种丰度变化的指标，其值的范围是0～1,0表示群落间OTU的种类和数量都一致	数值型	N..14,4	/	/	人类微生物组研究指南：研究设计、样本采集和生物信息学分析[53]	WS 363.1—2011卫生信息数据元目录 第1部分：总则[10]
3.05.0320	临床观察	测序检查	Mantel检验结果分类代码	Mantel statistic result	受检者人体生物样本的元数据种的分组因素对受检者肠道微生物组的组成产生的影响	字符型	N1	1. 正相关 2. 负相关 3. 非线性	/	人类微生物组研究指南：研究设计、样本采集和生物信息学分析[53]	WS 363.1—2011卫生信息数据元目录 第1部分：总则[10]

标识符	一级类别	二级类别	数据元名称	英文名称	定义	数据类型	表示格式	数据元允许值	单位	数据元来源	数据元属性描述来源
3.05.0330	临床观察	测序检查	Mantel test-R 值	Mantel statistic R	反映受检者人体生物样本的元数据矩阵和受检者肠道微生物组矩阵的相关系数;r 的值范围是[-1,+1]	数值型	N..14,4	/	/	人类微生物组研究指南:研究设计、样本采集和生物信息学分析[53]	WS 363.1—2011 卫生信息数据元目录 第 1 部分:总则[10]
3.05.0340	临床观察	测序检查	潜在生物标志物	potential biomarkers	一种潜在的可客观检测和评价肝衰竭的特征,可作为正常生物学过程、病理过程或治疗干预药理学反应的指示因子在其特定命名系统中的名称	字符型	AN..100	/	/	Macrophage Activation Markers, CD163 and CD206, in Acute-on-Chronic Liver Failure[58]	WS 363.1—2011 卫生信息数据元目录 第 1 部分:总则[10]
3.05.0350	临床观察	测序检查	潜在药物靶点	potential targets	一种潜在的药物作用靶点,包括受体、酶、离子通道、转运体、免疫系统、基因等	字符型	AN..100	/	/	Toll-like receptor 4 is a therapeutic target for prevention and treatment of liver failure[59]	WS 363.1—2011 卫生信息数据元目录 第 1 部分:总则[10]

续表

标识符	一级类别	二级类别	数据元名称	英文名称	定义	数据类型	表示格式	数据元允许值	单位	数据元来源	数据元属性描述来源
3.06.0010	临床观察	评估量表	多因素评估日期时间	multi-factor assessment datetime	患者/受试者接受多因素评估当日的公元纪年日期和时间的完整描述	日期时间型	YYYY MMDD Thhmmss	/	/	肝衰竭诊治指南(2018 年版)[12]	WS 363.1—2011 卫生信息数据元目录 第 1 部分：总则[10]
3.06.0020	临床观察	评估量表	格拉斯哥昏迷 GCS 评分	Glasgow Coma GCS score	患者/受试者格拉斯哥昏迷 GCS 评分的得分	数值型	N..2	/	/	肝衰竭诊治指南(2018 年版)[12]	WS 363.1—2011 卫生信息数据元目录 第 1 部分：总则[10]
3.06.0030	临床观察	评估量表	终末期肝病模型 MELD 评分	model of end-stage liver disease MELD score	年龄 ≥ 12 岁患者/受试者终末期肝病模型 MELD 评估量表得分	数值型	N..2	/	/	肝衰竭诊治指南(2018 年版)[12]	WS 363.1—2011 卫生信息数据元目录 第 1 部分：总则[10]
3.06.0040	临床观察	评估量表	终末期肝病模型 PELD 评分	model of end-stage liver disease PELD score	年龄 < 12 岁患者/受试者终末期肝病模型 PELD 评估量表得分	数值型	N..2	/	/	肝衰竭诊治指南(2018 年版)[12]	WS 363.1—2011 卫生信息数据元目录 第 1 部分：总则[10]
3.06.0050	临床观察	评估量表	序贯器官衰竭评估 SOFA 评分	sequential organ failure assessment SOFA score	患者/受试者序贯器官衰竭评估 SOFA 评估量表得分	数值型	N..2	/	/	肝衰竭诊治指南(2018 年版)[12]	WS 363.1—2011 卫生信息数据元目录 第 1 部分：总则[10]

标识符	一级类别	二级类别	数据元名称	英文名称	定义	数据类型	表示格式	数据元允许值	单位	数据元来源	数据元属性描述来源
3.06.0060	临床观察	评估量表	APACHE-Ⅱ评分	acute physiology and chronic health evaluation Ⅱ score	患者/受试者APACHE-Ⅱ评估量表得分	数值型	N..2	/	/	肝衰竭诊治指南(2018年版)[12]	WS 363.1—2011卫生信息数据元目录 第1部分:总则[10]
3.06.0070	临床观察	评估量表	ECOG体力评分	ECOG strength rating performance	患者/受试者ECOG评估量表得分	数值型	N1	/	/	李氏人工肝实战手册[32]	WS 363.1—2011卫生信息数据元目录 第1部分:总则[10]
3.06.0080	临床观察	评估量表	精神MMSE评分	Mini-Mental State Examination	患者/受试者精神MMSE评估量表得分	数值型	N..2	/	/	李氏人工肝实战手册[32]	WS 363.1—2011卫生信息数据元目录 第1部分:总则[10]
3.06.0090	临床观察	评估量表	Child-Turcotte-Pugh评分	Child-Turcotte-Pugh score	患者/受试者Child-Turcotte-Pugh评估得分	数值型	N..2	/	/	肝衰竭诊治指南(2018年版)[12]	WS 363.1—2011卫生信息数据元目录 第1部分:总则[10]
3.06.0100	临床观察	评估量表	KCH标准	Royal Medical College Hospital KCH standards	急性肝衰竭患者/受试者KCH预后评估得分	数值型	N..2	/	/	肝衰竭诊治指南(2018年版)[12]	WS 363.1—2011卫生信息数据元目录 第1部分:总则[10]

续表

标识符	一级类别	二级类别	数据元名称	英文名称	定义	数据类型	表示格式	数据元允许值	单位	数据元来源	数据元属性描述来源
3.06.0110	临床观察	评估量表	COSSH-ACLF 评分	COSSH-ACLF score	乙肝相关慢加急性肝衰竭患者/受试者 COSSH-ACLF 预后评估得分	数值型	N..2	/	/	肝衰竭诊治指南(2018 年版)[12]	WS 363.1—2011 卫生信息数据元目录 第 1 部分:总则[10]
3.06.0120	临床观察	评估量表	CLIF-C ACLF 评分	CLIF-C ACLF score	慢加急性肝衰竭患者/受试者 CLIF-C ACLF 评估得分	数值型	N..2	/	/	肝衰竭诊治指南(2018 年版)[12]	WS 363.1—2011 卫生信息数据元目录 第 1 部分:总则[10]
3.06.0130	临床观察	评估量表	AARC 评分	ACLF Research Consortium	慢加急性肝衰竭患者/受试者 AARC 评估得分	数值型	N..2	/	/	Acute-on-chronic liver failure: consensus recommendations of the Asian Pacific association for the study of the liver(APASL): an update[60]	WS 363.1—2011 卫生信息数据元目录 第 1 部分:总则[10]
3.06.0140	临床观察	评估量表	CLIF-C OFs 评分	chronic liver failure alliance organ failure score	慢性肝衰竭患者/受试者 CLIF-C OFs 评估得分	数值型	N..2	/	/	肝衰竭诊治指南(2018 年版)[12]	WS 363.1—2011 卫生信息数据元目录 第 1 部分:总则[10]

（四）不良事件

不良事件主要包含临床过程中由药物（疫苗）、医疗器械等引起的不良事件信息数据元。

标识符	一级类别	二级类别	数据元名称	英文名称	定义	数据类型	表示格式	数据元允许值	单位	数据元来源	数据元属性描述来源
4.01.0010	不良事件	不良事件	不良事件标志	adverse event	标识患者/受试者是否出现不良事件	布尔型	T/F	/	/	药物临床试验质量管理规范[19]	T/CMDA 003—2020 肝胆疾病标准数据规范：肝癌科研病历标准数据集[22]
4.01.0020	不良事件	不良事件	不良事件类别代码	adverse event category	临床过程中发生不良事件的分类代码	字符型	N2..3	不良事件类别代码表（国卫办规划函〔2019〕380号）	/	药物研究监督管理办法（试行）[61]	全国医院数据上报管理方案－接口技术规范（试行）[62]
4.01.0030	不良事件	不良事件	报告类别代码	report category	报告不良事件的场景分类代码	字符型	N2	不良事件报告类别代码表	/	药物研究监督管理办法（试行）[61]	全国医院数据上报管理方案－接口技术规范（试行）[62]

标识符	一级类别	二级类别	数据元名称	英文名称	定义	数据类型	表示格式	数据元允许值	单位	数据元来源	数据元属性描述来源
4.01.0040	不良事件	不良事件	不良事件发生日期时间	start datetime of adverse event	不良事件发生的当日的公元纪年日期和时间的完整描述	日期时间型	YYYY MMDD Thhmmss	/	/	药物临床试验质量管理规范[19]	全国医院数据上报管理方案 – 接口技术规范（试行）[62]
4.01.0050	不良事件	不良事件	不良事件结束日期时间	end datetime of adverse event	不良事件结束的当日的公元纪年日期和时间的完整描述	日期时间型	YYYY MMDD Thhmmss	/	/	药物临床试验质量管理规范[19]	全国医院数据上报管理方案 – 接口技术规范（试行）[62]
4.01.0060	不良事件	不良事件	可疑不良事件类别代码	type of adverse event	临床和试验过程中可疑的不良事件的来源分类	字符型	N1	1. 药品不良事件 2. 医疗器械不良事件 3. 疫苗不良事件	/	药物临床试验质量管理规范[19]	WS 363.1—2011 卫生信息数据元目录第1部分：总则[10]
4.01.0070	不良事件	不良事件	SAE与治疗措施关系代码	association between SAE and experimental drugs	患者/受试者发生严重不良事件报告与当前治疗措施的关系代码	字符型	N2	SAE与治疗措施的关系代码表（国卫办规划函〔2019〕380号）	/	药物研究监督管理办法（试行）[61]	全国医院数据上报管理方案 – 接口技术规范（试行）[62]
4.01.0081	不良事件	不良事件	可疑药品类型代码	adverse drug event type	患者/受试者发生药物不良事件的可疑药品分类代码	字符型	N1	可疑药品分类代码表（国卫办规划函〔2019〕380号）	/	药物临床试验质量管理规范[19]	药物临床试验质量管理规范[19]

标识符	一级类别	二级类别	数据元名称	英文名称	定义	数据类型	表示格式	数据元允许值	单位	数据元来源	数据元属性描述来源
4.01.0082	不良事件	不良事件	可疑药品不良事件描述	adverse drug event	患者/受试者发生药物不良事件的完整描述	字符型	AN..1000	/	/	医疗器械不良事件监测和再评价管理办法[63]	T/CMDA 003—2020 肝胆疾病标准数据规范:肝癌科研病历标准数据集[22]
4.01.0183	不良事件	不良事件	可疑药品不良事件处理代码	handling of adverse drug event	药物不良事件引起的治疗措施调整的完整描述	字符型	N1	药品不良事件治疗变化代码表（T/CMDA 003—2020）	/	药物临床试验质量管理规范[19]	全国医院数据上报管理方案–接口技术规范(试行)[62]
4.01.0184	不良事件	不良事件	药品追溯码	drug traceability code（DTC）	引起不良事件的药品(含疫苗)对应的用于唯一标识药品各级销售包装单元的代码	字符型	AN..200	/	/	NMPAB/T 1008—2019 药品使用单位追溯基本数据集[64]	NMPAB/T 1008—2019 药品使用单位追溯基本数据集[64]
4.01.0091	不良事件	不良事件	可疑疫苗类型代码	types of vaccines	引起不良事件的疫苗的类别代码	字符型	N1	可疑疫苗类型代码表	/	预防用疫苗临床试验不良事件分级标准指导原则[65]	WS 363.1—2011 卫生信息数据元目录第1部分:总则[10]
4.01.0092	不良事件	不良事件	首次接种日期	date of vaccination	患者/受试者首次接种疫苗接种的公元纪年日期	日期型	YYYYMMDD	/	/	预防用疫苗临床试验不良事件分级标准指导原则[65]	WS 363.1—2011 卫生信息数据元目录第1部分:总则[10]
4.01.0093	不良事件	不良事件	接种次数	number of vaccination	患者/受试者接种疫苗的次数	字符型	N1	/	/	预防用疫苗临床试验不良事件分级标准指导原则[65]	WS 363.1—2011 卫生信息数据元目录第1部分:总则[10]

标识符	一级类别	二级类别	数据元名称	英文名称	定义	数据类型	表示格式	数据元允许值	单位	数据元来源	数据元属性描述来源
4.01.0101	不良事件	不良事件	可疑医疗器械不良事件描述	adverse medical device event	患者/受试者发生药物不良事件的完整描述	字符型	AN..1000	/	/	医疗器械不良事件监测和再评价管理办法[63]	T/CMDA 003—2020肝胆疾病标准数据规范：肝癌科研病历标准数据集[22]
4.01.0102	不良事件	不良事件	医疗器械标识码	medical devices UDI code	引起不良事件的医疗器械对应的医疗器械唯一标识代码	字符型	AN..200	/	/	医疗器械监督管理条例[66]	医疗器械唯一标识系统规则[67]
4.01.0103	不良事件	不良事件	植入日期时间	implant datetime	可疑医疗器械不良事件植入当日的公元纪年日期和时间的完整描述	日期时间型	YYYYMMDDThhmmss	/	/	医疗器械不良事件监测和再评价管理办法[63]	WS 363.1—2011卫生信息数据元目录 第1部分：总则[10]
4.01.0104	不良事件	不良事件	可疑医疗器械不良事件处理代码	scheme for suspected medical device adverse events	记录由医械不良事件引起的调整措施的代码	字符型	N1	医械不良事件处理代码表	/	医疗器械不良事件监测和再评价管理办法[63]	WS 363.1—2011卫生信息数据元目录 第1部分：总则[10]
4.01.0110	不良事件	不良事件	非预期严重不良反应标志	severe adverse event	患者/受试者临床试验过程中发生需住院治疗、延长住院时间、伤残、影响工作能力、危及生命或死亡、导致先天畸形等事件	布尔型	T/F	/	/	医疗器械不良事件监测和再评价管理办法[63]	全国医院数据上报管理方案－接口技术规范（试行）[61]

标识符	一级类别	二级类别	数据元名称	英文名称	定义	数据类型	表示格式	数据元允许值	单位	数据元来源	数据元属性描述来源
4.01.0120	不良事件	不良事件	不良事件结局代码	outcome of adverse event	患者/受试者发生不良事件的结局	字符型	N..2	不良事件结局代码表(T/CMDA 003—2020)	/	医疗器械不良事件监测和再评价管理办法[63]	T/CMDA 003—2020肝胆疾病标准数据规范:肝癌科研病历标准数据集[22]
4.01.0130	不良事件	不良事件	严重不良事件与先天性异常或出生缺陷有关标志	severe adverse event for congenital anomaly and birth defect	记录严重不良事件是否与先天性异常或出生缺陷有关	布尔型	T/F	/	/	医疗器械不良事件监测和再评价管理办法[63]	T/CMDA 003—2020肝胆疾病标准数据规范:肝癌科研病历标准数据集[22]

（五）临床干预

临床干预主要包含肝衰竭临床用药、手术／操作信息。本章细分包括手术／操作治疗、药物治疗和其他干预治疗数据元。

标识符	一级类别	二级类别	数据元名称	英文名称	定义	数据类型	表示格式	数据元允许值	单位	数据元来源	数据元属性描述来源
5.01.0010	临床干预	药物治疗	接受内科综合治疗标志	receiving comprehensive medical treatment	标识患者是否接受内科综合药物治疗	布尔型	T/F	/	/	肝衰竭诊治指南（2018 年版）[12]	WS 363.1—2011 卫生信息数据元目录第 1 部分：总则 [10]
5.01.0020	临床干预	药物治疗	药物治疗方法分类代码	classification of drug treatment	患者／受试者接受药物治疗类型的代码	字符型	N1	药物治疗方法分类代码表	/	肝衰竭诊治指南（2018 年版）[12]	WS 363.1—2011 卫生信息数据元目录第 1 部分：总则 [10]
5.01.0031	临床干预	药物治疗	药物名称	drug name	患者／受试者所使用药物的通用名称	字符型	AN..50	/	/	肝衰竭诊治指南（2018 年版）[12]	WS 363.16—2011 卫生信息数据元目录 第 16 部分：药品、设备与材料 [17]

续表

标识符	一级类别	二级类别	数据元名称	英文名称	定义	数据类型	表示格式	数据元允许值	单位	数据元来源	数据元属性描述来源
5.01.0032	临床干预	药物治疗	药物类型代码	classification of drugs	患者/受试者所使用药物的类型的代码	字符型	N2	药物类型代码表	/	肝衰竭诊治指南（2018年版）[12]	WS 363.1—2011 卫生信息数据元目录 第1部分：总则[10]
5.01.0033	临床干预	药物治疗	给药途径代码	medication route	用药方式在特定编码体系中的代码	字符型	N..3	用药途径代码表(WS 364.12—2011)	/	药物临床试验质量管理规范[19]	WS 363.12—2011 卫生信息数据元目录 第12部分：计划与干预[7]
5.01.0034	临床干预	药物治疗	用药频次	medication frequency	患者/受试者一天内使用药物的次数	数值型	N..2	/	次/d	药物临床试验质量管理规范[19]	WS 363.1—2011 卫生信息数据元目录 第1部分：总则[10]
5.01.0035	临床干预	药物治疗	药物剂型代码	dosage form	受试者使用药物的剂型类别在特定编码体系中的代码	字符型	N2	药物剂型代码表(WS 364.16—2011)	/	药物临床试验质量管理规范[19]	WS 363.16—2011 卫生信息数据元目录 第16部分：药品、设备与材料[17]
5.01.0036	临床干预	药物治疗	用药次剂量	single dosage	受试者单次使用药物的剂量	数值型	N..5,2	/	/	药物临床试验质量管理规范[19]	WS 363.1—2011 卫生信息数据元目录 第1部分：总则[10]
5.01.0037	临床干预	药物治疗	药物使用剂量单位	dosage unit	药物使用剂量单位	字符型	AN..6	/	/	药物临床试验质量管理规范[19]	WS 363.16—2011 卫生信息数据元目录 第16部分：药品、设备与材料[17]

标识符	一级类别	二级类别	数据元名称	英文名称	定义	数据类型	表示格式	数据元允许值	单位	数据元来源	数据元属性描述来源
5.01.0038	临床干预	药物治疗	用药时长	duration of medication	受试者治疗过程中服药的天数	数值型	N..1000	/	d	药物临床试验质量管理规范[19]	T/CMDA 003—2020 肝胆疾病标准数据规范：肝癌科研病历标准数据集[22]
5.01.0040	临床干预	药物治疗	用药不良反应	drug side effects	受试者治疗过程中所用药物的不良反应描述	字符型	AN..100	/	/	药物临床试验质量管理规范[19]	WS 363.1—2011 卫生信息数据元目录 第1部分：总则[10]
5.01.0050	临床干预	药物治疗	进展或复发日期时间	datetime of progression or recurrence	患者/受试者用药后疾病病情进展/复发时的公元纪年日期和时间的完整描述	日期时间型	YYYY MMDD Thhmmss	/	/	药物临床试验质量管理规范[19]	WS 363.1—2011 卫生信息数据元目录 第1部分：总则[10]
5.01.0060	临床干预	药物治疗	更换用药方案原因代码	reason of changing medication regimen	患者/受试者用药后更换用药方案的原因描述	字符型	N1	换药/中断用药原因史代码表	/	药物临床试验质量管理规范[19]	WS 363.1—2011 卫生信息数据元目录 第1部分：总则[10]
5.02.0011	临床干预	手术/操作治疗	手术/操作代码	operation	对患者/受试者进行手术/操作在特定编码体系中的代码	字符型	AN..11	ICD-9-CM-3	/	肝衰竭诊治指南（2018年版）[12]	WS 363.12—2011 卫生信息数据元目录 第12部分：计划与干预[7]
5.02.0012	临床干预	手术/操作治疗	手术/操作名称	operation name	患者/受试者接受手术/操作的名称	字符型	AN..80	/	/	肝衰竭诊治指南（2018年版）[12]	WS 363.12—2011 卫生信息数据元目录 第12部分：计划与干预[7]

标识符	一级类别	二级类别	数据元名称	英文名称	定义	数据类型	表示格式	数据元允许值	单位	数据元来源	数据元属性描述来源
5.02.0021	临床干预	手术/操作治疗	人工肝治疗标志	artificial liver therapy	标识患者/受试者是否接受人工肝治疗	布尔型	T/F	/	/	肝衰竭诊治指南(2018年版)[12]	WS 363.1—2011 卫生信息数据元目录第1部分:总则[10]
5.02.0022	临床干预	手术/操作治疗	人工肝治疗方法分类代码	classification of artificial liver therapy	人工肝治疗模式方法的分类代码	字符型	N2	1. 李氏人工肝 2. 持续血液滤过(CRRT) 3. 其他	/	人工肝血液净化技术临床应用专家共识(2022年版)[68]	WS 363.1—2011 卫生信息数据元目录第1部分:总则[10]
5.02.0023	临床干预	手术/操作治疗	人工肝静脉置管分类代码	position of intravenous catheterization in artificial liver operation	人工肝不同中心静脉置管的分类代码	字符型	N1	1. 股静脉 2. 颈内静脉	/	人工肝血液净化技术临床应用专家共识(2022年版)[68]	WS 363.1—2011 卫生信息数据元目录第1部分:总则[10]
5.02.0024	临床干预	手术/操作治疗	人工肝次数	number of artificial liver therapy	患者/受试者接受人工肝支持治疗的次数	数值型	N..2	/	/	人工肝血液净化技术临床应用专家共识(2022年版)[68]	WS 363.1—2011 卫生信息数据元目录第1部分:总则[10]
5.02.0025	临床干预	手术/操作治疗	首次人工肝日期时间	datetime of the first artificial liver therapy	患者/受试者第1次进行人工肝治疗时的公元纪年日期和时间的完整描述	日期时间型	YYYY MMDD Thhmmss	/		人工肝血液净化技术临床应用专家共识(2022年版)[68]	WS 363.1—2011 卫生信息数据元目录第1部分:总则[10]

标识符	一级类别	二级类别	数据元名称	英文名称	定义	数据类型	表示格式	数据元允许值	单位	数据元来源	数据元属性描述来源
5.02.0026	临床干预	手术/操作治疗	末次人工肝日期时间	datetime of the last artificial liver therapy	患者/受试者最近1次进行人工肝治疗时的公元纪年日期和时间的完整描述	日期时间型	YYYY MMDD Thhmmss	/	/	人工肝血液净化技术临床应用专家共识(2022年版)[68]	WS 363.1—2011 卫生信息数据元目录第1部分:总则[10]
5.02.0027	临床干预	手术/操作治疗	治疗时长	duration of artificial liver treatment	患者/受试者当次人工肝治疗的时间长度计量	数值型	N..2	/	h	人工肝血液净化技术临床应用专家共识(2022年版)[68]	WS 363.1—2011 卫生信息数据元目录第1部分:总则[10]
5.02.0028	临床干预	手术/操作治疗	血浆量	volume of plasma	患者/受试者当次接受人工肝治疗所使用的血液或血液制品的容积值	数值型	N..4	/	ml	人工肝血液净化技术临床应用专家共识(2022年版)[68]	WS 363.1—2011 卫生信息数据元目录第1部分:总则[10]
5.02.0029	临床干预	手术/操作治疗	白蛋白输注量	mass of albumin infusion	患者/受试者输注10%～20%人血清白蛋白的质量	数值型	N..4	/	g	人工肝血液净化技术临床应用专家共识(2022年版)[68]	WS 363.1—2011 卫生信息数据元目录第1部分:总则[10]
5.02.0031	临床干预	手术/操作治疗	肝移植手术治疗标志	liver transplantation	标识患者/受试者是否接受肝移植治疗	布尔型	T/F	/	/	肝衰竭诊治指南(2018年版)[12]	WS 363.1—2011 卫生信息数据元目录第1部分:总则[10]

续表

标识符	一级类别	二级类别	数据元名称	英文名称	定义	数据类型	表示格式	数据元允许值	单位	数据元来源	数据元属性描述来源
5.02.0032	临床干预	手术/操作治疗	肝移植手术方法分类代码	classification of liver transplantation methods	患者/受试者接受肝移植手术方法的代码	字符型	N1	肝移植手术方法分类代码表	/	肝衰竭诊治指南（2018年版）[12]	WS 363.1—2011 卫生信息数据元目录 第1部分：总则[10]
5.02.0033	临床干预	手术/操作治疗	肝移植开始日期时间	start datetime of liver transplantation	患者/受试者开始进行肝移植手术的公元纪年日期和时间的完整描述	日期时间型	YYYY MMDD Thhmmss	/	/	肝衰竭诊治指南（2018年版）[12]	WS 363.1—2011 卫生信息数据元目录 第1部分：总则[10]
5.02.0034	临床干预	手术/操作治疗	肝移植结束日期时间	end datetime of liver transplantation	患者/受试者肝移植手术结束的公元纪年日期和时间的完整描述	日期时间型	YYYY MMDD Thhmmss	/	/	肝衰竭诊治指南（2018年版）[12]	WS 363.1—2011 卫生信息数据元目录 第1部分：总则[10]
5.02.0035	临床干预	手术/操作治疗	肝移植次数	number of liver transplantation operations	患者/受试者接受肝移植手术的次数	数值型	N..2	/	/	肝衰竭诊治指南（2018年版）[12]	WS 363.1—2011 卫生信息数据元目录 第1部分：总则[10]
5.02.0041	临床干预	手术/操作治疗	干细胞移植治疗标志	stem cell transplantation	标识患者/受试者是否接受干细胞移植治疗	布尔型	T/F	/	/	肝病细胞治疗：基础与临床[69]	WS 363.1—2011 卫生信息数据元目录 第1部分：总则[10]
5.02.0042	临床干预	手术/操作治疗	干细胞来源代码	stem cell origin	受试者移植干细胞来源的代码	字符型	N1	干细胞来源分类代码表	/	肝病细胞治疗：基础与临床[69]	WS 363.1—2011 卫生信息数据元目录 第1部分：总则[10]

续表

标识符	一级类别	二级类别	数据元名称	英文名称	定义	数据类型	表示格式	数据元允许值	单位	数据元来源	数据元属性描述来源
5.02.0043	临床干预	手术/操作治疗	干细胞移植次数	number of stem cell transplantation	受试者接受干细胞移植治疗的次数	数值型	N..2	/	/	肝病细胞治疗：基础与临床[69]	WS 363.1—2011 卫生信息数据元目录第1部分：总则[10]
5.02.0044	临床干预	手术/操作治疗	首次干细胞移植治疗日期时间	datetime of the first stem cell transplantation	患者/受试者第1次进行干细胞移植治疗时的公元纪年日期和时间的完整描述	日期时间型	YYYY MMDD Thhmmss	/	/	肝病细胞治疗：基础与临床[69]	WS 363.1—2011 卫生信息数据元目录第1部分：总则[10]
5.02.0045	临床干预	手术/操作治疗	末次干细胞移植日期时间	datetime of the last stem cell transplantation	患者/受试者最近1次进行干细胞移植治疗时的公元纪年日期和时间的完整描述	日期时间型	YYYY MMDD Thhmmss	/	/	肝病细胞治疗：基础与临床[69]	WS 363.1—2011 卫生信息数据元目录第1部分：总则[10]
5.02.0051	临床干预	手术/操作治疗	粪便微生物移植标志	fecal microbial transplantation	标识患者/受试者是否接受粪菌治疗	布尔型	T/F	/	/	肝衰竭诊治指南（2018年版）[12]	WS 363.1—2011 卫生信息数据元目录第1部分：总则[10]
5.02.0052	临床干预	手术/操作治疗	供体粪便筛选标准	selection criteria of donor feces	患者/受试者筛选供体粪便的标准的详细描述	字符型	AN..100	/	/	肝衰竭诊治指南（2018年版）[12]	WS 363.1—2011 卫生信息数据元目录第1部分：总则[10]
5.02.0053	临床干预	手术/操作治疗	粪便微生物给入途径代码	route of fecal microbial transplantation	患者/受试者当次接受粪便微生物移植的人体给入途径	字符型	N..2	粪便微生物给入途径代码表	/	肝衰竭诊治指南（2018年版）[12]	WS 363.1—2011 卫生信息数据元目录第1部分：总则[10]

标识符	一级类别	二级类别	数据元名称	英文名称	定义	数据类型	表示格式	数据元允许值	单位	数据元来源	数据元属性描述来源
5.02.0054	临床干预	手术/操作治疗	粪便微生物移植量	volume of fecal microbial transplantation	患者/受试者单次粪便微生物移植量	数值型	N..6,2	/	g	肝衰竭诊治指南(2018 年版)[12]	WS 363.1—2011 卫生信息数据元目录第 1 部分:总则[10]
5.02.0055	临床干预	手术/操作治疗	粪便微生物移植次数	number of fecal microbial transplantation	患者/受试者接受粪便微生物移植的次数	数值型	N..2	/	/	肝衰竭诊治指南(2018 年版)[12]	WS 363.1—2011 卫生信息数据元目录第 1 部分:总则[10]
5.02.0056	临床干预	手术/操作治疗	首次粪便微生物移植日期时间	datetime of the first fecal microbial transplantation	患者/受试者第 1 次进行粪便微生物移植治疗时的公元纪年日期和时间的完整描述	日期时间型	YYYY MMDD Thhmmss	/	/	肝衰竭诊治指南(2018 年版)[12]	WS 363.1—2011 卫生信息数据元目录第 1 部分:总则[10]
5.02.0057	临床干预	手术/操作治疗	末次粪便微生物移植日期时间	datetime of the last fecal microbial transplantation	患者/受试者最近 1 次进行粪便微生物移植治疗时的公元纪年日期和时间的完整描述	日期时间型	YYYY MMDD Thhmmss	/	/	肝衰竭诊治指南(2018 年版)[12]	WS 363.1—2011 卫生信息数据元目录第 1 部分:总则[10]
5.03.0011	临床干预	其他干预措施	输血标志	blood transfusion	标识是否进行输血	布尔型	T/F	/	/	李氏人工肝实战手册[32]	WS 363.1—2011 卫生信息数据元目录第 1 部分:总则[10]

标识符	一级类别	二级类别	数据元名称	英文名称	定义	数据类型	表示格式	数据元允许值	单位	数据元来源	数据元属性描述来源
5.03.0012	临床干预	其他干预措施	输血类型代码	classification of blood transfusion	输入全血或血液成分类别的代码	字符型	N1	1. 新鲜冰冻血浆 2. 机采血小板 3. 悬浮红细胞	/	李氏人工肝实战手册[32]	WS 363.1—2011 卫生信息数据元目录第 1 部分：总则[10]
5.03.0013	临床干预	其他干预措施	输血量	volume of blood transfusion	输入红细胞、血小板／血浆、全血等的数量	数值型	N..4	/	ml	李氏人工肝实战手册[32]	WS 445.5—2014 电子病历基本数据集第 5 部分：一般治疗处置记录[70]
5.03.0014	临床干预	其他干预措施	输血时长	duration of blood transfusion	输入红细胞、血小板／血浆、全血等的时间长度	数值型	N..2	/	h	李氏人工肝实战手册[32]	WS 363.1—2011 卫生信息数据元目录第 1 部分：总则[10]
5.03.0021	临床干预	其他干预措施	其他干预措施标志	other intervention	标识是否实施对肝衰竭治疗有益的其他干预措施	布尔型	T/F	/	/	肝病细胞治疗：基础与临床[69]	WS 363.1—2011 卫生信息数据元目录第 1 部分：总则[10]
5.03.0022	临床干预	其他干预措施	其他干预措施描述	description of the other interventions	当次实施的对肝衰竭治疗有益的其他干预措施的详细描述	字符型	AN..100	/	/	肝病细胞治疗：基础与临床[69]	WS 363.1—2011 卫生信息数据元目录第 1 部分：总则[10]
5.03.0023	临床干预	其他干预措施	干预时长	intervention duration	患者／受试者接受其他干预措施治疗的天数	数值型	N..2	/	d	肝病细胞治疗：基础与临床[69]	WS 363.1—2011 卫生信息数据元目录第 1 部分：总则[10]

(六)医疗卫生成本

医疗卫生成本主要包含肝衰竭诊疗康复期间产生的卫生费用信息数据元。

标识符	一级类别	二级类别	数据元名称	英文名称	定义	数据类型	表示格式	数据元允许值	单位	数据元来源	数据元属性描述来源
6.01.0010	医疗卫生成本	卫生费用	门诊费用	outpatient expenses	患者/受试者在门诊就医期间所有项目的费用总计	数值型	N..10,2	/	元	WS/T 671—2020 国家卫生与人口信息数据字典[71]	全国医院数据上报管理方案-接口技术规范(试行)[62]
6.01.0020	医疗卫生成本	卫生费用	住院费用	hospitalization expenses	患者/受试者在住院期间所有项目的费用总计	数值型	N..10,2	/	元	WS/T 671—2020 国家卫生与人口信息数据字典[71]	T/CMDA 003—2020 肝胆疾病标准数据规范:肝癌科研病历标准数据集[22]
6.01.0030	医疗卫生成本	卫生费用	医疗费用来源代码	payment method	患者/受试者医疗费用的来源类别代码	字符型	N2	医疗费用来源类别代码表(WS 364.13—2011)	/	WS/T 671—2020 国家卫生与人口信息数据字典[71]	WS 363.13—2011 卫生信息数据元目录 第13部分:卫生费用[72]

标识符	一级类别	二级类别	数据元名称	英文名称	定义	数据类型	表示格式	数据元允许值	单位	数据元来源	数据元属性描述来源
6.01.0040	医疗卫生成本	卫生费用	医保付费方式代码	medical insurance payment method	患者/受试者医保付费方式的类别代码	字符型	N2	医保付费方式代码表(国卫办规划函〔2019〕380号)	/	全国医院数据上报管理方案 – 医疗数据字典(试行)[62]	全国医院数据上报管理方案 – 接口技术规范(试行)[62]
6.01.0050	医疗卫生成本	卫生费用	住院报销比例	reimbursement ratio of hospitalization	患者/受试者住院报销比例	数值型	N..3	/	%	WS/T 671—2020国家卫生与人口信息数据字典[71]	全国医院数据上报管理方案 – 接口技术规范(试行)[62]
6.01.0060	医疗卫生成本	卫生费用	个人承担费用	personal expenses	因肝衰竭治疗由患者/受试者承担的费用	数值型	N..10,2	/	元	WS/T 671—2020国家卫生与人口信息数据字典[71]	WS 363.13—2011卫生信息数据元目录 第13部分:卫生费用[72]
6.01.0070	医疗卫生成本	卫生费用	综合医疗服务费用	comprehensive medical service expenses	患者/受试者综合医疗服务类产生的总费用	数值型	N..10,2	/	元	WS/T 671—2020国家卫生与人口信息数据字典[71]	WS 363.13—2011卫生信息数据元目录 第13部分:卫生费用[72]
6.01.0080	医疗卫生成本	卫生费用	诊断类总费用	total cost of diagnosis	患者/受试者用于诊断产生的总费用	数值型	N..10,2	/	元	WS/T 671—2020国家卫生与人口信息数据字典[71]	WS 445.10—2014电子病历基本数据集 第10部分:住院病案首页[1]
6.01.0090	医疗卫生成本	卫生费用	治疗类总费用	total cost of treatment	患者/受试者用于治疗产生的总费用	数值型	N..10,2	/	元	WS/T 671—2020国家卫生与人口信息数据字典[71]	WS 445.10—2014电子病历基本数据集 第10部分:住院病案首页[1]

标识符	一级类别	二级类别	数据元名称	英文名称	定义	数据类型	表示格式	数据元允许值	单位	数据元来源	数据元属性描述来源
6.01.0100	医疗卫生成本	卫生费用	人工肝治疗费	artificial liver treatment expenses	患者/受试者进行人工肝治疗产生的总费用	数值型	N..10,2	/	元	WS/T 671—2020国家卫生与人口信息数据字典[71]	WS 445.10—2014电子病历基本数据集 第10部分：住院病案首页[1]
6.01.0110	医疗卫生成本	卫生费用	肝移植手术费	liver transplantation expenses	患者/受试者进行肝移植手术治疗产生的费用	数值型	N..10,2	/	元	WS/T 671—2020国家卫生与人口信息数据字典[71]	WS 445.10—2014电子病历基本数据集 第10部分：住院病案首页[1]
6.01.0120	医疗卫生成本	卫生费用	干细胞治疗费	stem cell therapy expenses	患者/受试者进行干细胞治疗产生的费用	数值型	N..10,2	/	元	WS/T 671—2020国家卫生与人口信息数据字典[71]	WS 445.10—2014电子病历基本数据集 第10部分：住院病案首页[1]
6.01.0130	医疗卫生成本	卫生费用	药费	drug expenses	患者/受试者住院期间使用药物所产生的费用	数值型	N..10,2	/	元	WS/T 671—2020国家卫生与人口信息数据字典[71]	WS 445.10—2014电子病历基本数据集 第10部分：住院病案首页[1]
6.01.0140	医疗卫生成本	卫生费用	血费	blood products expenses	患者/受试者使用血液和血液制品类产生的总费用	数值型	N..10,2	/	元	WS/T 671—2020国家卫生与人口信息数据字典[71]	WS 445.10—2014电子病历基本数据集 第10部分：住院病案首页[1]
6.01.0150	医疗卫生成本	卫生费用	白蛋白类制品费	albumin expenses	患者/受试者使用白蛋白的费用	数值型	N..10,2	/	元	WS/T 671—2020国家卫生与人口信息数据字典[71]	WS 445.10—2014电子病历基本数据集 第10部分：住院病案首页[1]

续表

标识符	一级类别	二级类别	数据元名称	英文名称	定义	数据类型	表示格式	数据元允许值	单位	数据元来源	数据元属性描述来源
6.01.0160	医疗卫生成本	卫生费用	凝血因子类制品费	coagulation factor expenses	患者/受试者使用凝血因子的费用	数值型	N..10,2	/	元	WS/T 671—2020 国家卫生与人口信息数据字典[71]	WS 445.10—2014 电子病历基本数据集 第10部分：住院病案首页[1]
6.01.0170	医疗卫生成本	卫生费用	高值耗材类费用	medical consumables expenses	患者/受试者检验检查所使用单一医用耗材费用	数值型	N..10,2	/	元	WS/T 671—2020 国家卫生与人口信息数据字典[71]	WS 445.10—2014 电子病历基本数据集 第10部分：住院病案首页[1]
6.01.0180	医疗卫生成本	卫生费用	手术用一次性医用材料费	disposable medical consumables for surgery expenses	患者/受试者进行手术、介入操作时所使用的一次性医用耗材费用	数值型	N..10,2	/	元	WS/T 671—2020 国家卫生与人口信息数据字典[71]	WS 445.10—2014 电子病历基本数据集 第10部分：住院病案首页[1]
6.01.0190	医疗卫生成本	卫生费用	治疗用一次性医用材料费	disposable medical consumables expenses	患者/受试者治疗所使用一次性医用材料费用	数值型	N..10,2	/	元	WS/T 671—2020 国家卫生与人口信息数据字典[71]	WS 445.10—2014 电子病历基本数据集 第10部分：住院病案首页[1]
6.01.0200	医疗卫生成本	卫生费用	康复费	rehabilitation expenses	患者/受试者接受康复治疗所产生的费用总计	数值型	N..10,2	/	元	WS/T 671—2020 国家卫生与人口信息数据字典[71]	WS 445.10—2014 电子病历基本数据集 第10部分：住院病案首页[1]

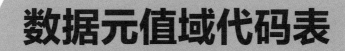

数据元值域代码表

1. 人的性别代码表（GB/T 2261.1—2003）

值	值含义
0	未知的性别
1	男性
2	女性
9	未说明的性别

2. 国家和地区名称代码表（GB/T 2659—2000）

值	值含义
AFG	阿富汗
ALB	阿尔巴尼亚
ATA	南极洲
DZA	阿尔及利亚
ASM	美属萨摩亚
AND	安道尔
AGO	安哥拉
ATG	安提瓜与巴布达
AZE	阿塞拜疆
ARG	阿根廷
AUS	澳大利亚
AUT	奥地利
BHS	巴哈马

值	值含义
BHR	巴林
BGD	孟加拉国
ARM	亚美尼亚
BRB	巴巴多斯
BEL	比利时
BMU	百慕大
BTN	不丹
BOL	玻利维亚
BIH	波黑
BWA	博茨瓦纳
BVT	布维岛
BRA	巴西
BLZ	伯利兹
IOT	英属印度洋领地
SLB	所罗门群岛
VGB	英属维尔京群岛
BRN	文莱
BGR	保加利亚
MMR	缅甸
BDI	布隆迪
BLR	白俄罗斯

续表

值	值含义
KHM	柬埔寨
CMR	喀麦隆
CAN	加拿大
CPV	佛得角
CYM	开曼群岛
CAF	中非
LKA	斯里兰卡
TCD	乍得
CHL	智利
CHN	中国
TWN	中国台湾
CXR	圣诞岛
CCK	科科斯(基林)群岛
COL	哥伦比亚
COM	科摩罗
MYT	马约特
COG	刚果(布)
COD	刚果(金)
COK	库克群岛
CRI	哥斯达黎加
HRV	克罗地亚

值	值含义
CUB	古巴
CYP	塞浦路斯
CZE	捷克
BEN	贝宁
DNK	丹麦
DMA	多米尼克
DOM	多米尼加
ECU	厄瓜多尔
SLV	萨尔瓦多
GNQ	赤道几内亚
ETH	埃塞俄比亚
ERI	厄立特里亚
EST	爱沙尼亚
FRO	法罗群岛
FLK	福克兰群岛(马尔维纳斯)
SGS	南乔治亚岛和南桑德韦奇岛
FJI	斐济
FIN	芬兰
FRA	法国
GUF	法属圭亚那
PYF	法属波利尼西亚

续表

值	值含义
ATF	法属南部领地
DJI	吉布提
GAB	加蓬
GEO	格鲁吉亚
GMB	冈比亚
PSE	巴勒斯坦
DEU	德国
GHA	加纳
GIB	直布罗陀
KIR	基里巴斯
GRC	希腊
GRL	格陵兰
GRD	格林纳达
GLP	瓜德罗普
GUM	关岛
GTM	危地马拉
GIN	几内亚
GUY	圭亚那
HTI	海地
HMD	赫德岛和麦克唐纳岛
VAT	梵蒂冈

值	值含义
HND	洪都拉斯
HKG	中国香港
HUN	匈牙利
ISL	冰岛
IND	印度
IDN	印度尼西亚
IRN	伊朗
IRQ	伊拉克
IRL	爱尔兰
ISR	以色列
ITA	意大利
CIV	科特迪瓦
JAM	牙买加
JPN	日本
KAZ	哈萨克斯坦
JOR	约旦
KEN	肯尼亚
PRK	朝鲜
KOR	韩国
KWT	科威特
KGZ	吉尔吉斯斯坦

续表

值	值含义
LAO	老挝
LBN	黎巴嫩
LSO	莱索托
LVA	拉脱维亚
LBR	利比里亚
LBY	利比亚
LIE	列支敦士登
LTU	立陶宛
LUX	卢森堡
MAC	中国澳门
MDG	马达加斯加
MWI	马拉维
MYS	马来西亚
MDV	马尔代夫
MLI	马里
MLT	马耳他
MTQ	马提尼克
MRT	毛里塔尼亚
MUS	毛里求斯
MEX	墨西哥
MCO	摩纳哥

值	值含义
MNG	蒙古
MDA	摩尔多瓦
MSR	蒙特塞拉特
MAR	摩洛哥
MOZ	莫桑比克
OMN	阿曼
NAM	纳米比亚
NRU	瑙鲁
NPL	尼泊尔
NLD	荷兰
ANT	荷属安的列斯
ABW	阿鲁巴
NCL	新喀里多尼亚
VUT	瓦努阿图
NZL	新西兰
NIC	尼加拉瓜
NER	尼日尔
NGA	尼日利亚
NIU	纽埃
NFK	诺福克岛
NOR	挪威

值	值含义
MNP	北马里亚纳
UMI	美国本土外小岛屿
FSM	密克罗尼西亚联邦
MHL	马绍尔群岛
PLW	帕劳
PAK	巴基斯坦
PAN	巴拿马
PNG	巴布亚新几内亚
PRY	巴拉圭
PER	秘鲁
PHL	菲律宾
PCN	皮特凯恩
POL	波兰
PRT	葡萄牙
GNB	几内亚比绍
TMP	东帝汶
PRI	波多黎各
QAT	卡塔尔
REU	留尼汪
ROM	罗马尼亚

值	值含义
RUS	俄罗斯联邦
RWA	卢旺达
SHN	圣赫勒拿
KNA	圣基茨和尼维斯
AIA	安圭拉
LCA	圣卢西亚
SPM	圣皮埃尔和密克隆
VCT	圣文森特和格林纳丁斯
SMR	圣马力诺
STP	圣多美和普林西比
SAU	沙特阿拉伯
SEN	塞内加尔
SYC	塞舌尔
SLE	塞拉利昂
SGP	新加坡
SVK	斯洛伐克
VNM	越南
SVN	斯洛文尼亚
SOM	索马里
ZAF	南非

续表

值	值含义
ZWE	津巴布韦
ESP	西班牙
ESH	西撒哈拉
SDN	苏丹
SUR	苏里南
SJM	斯瓦尔巴岛和扬马延岛
SWZ	斯威士兰
SWE	瑞典
CHE	瑞士
SYR	叙利亚
TJK	塔吉克斯坦
THA	泰国
TGO	多哥
TKL	托克劳
TON	汤加
TTO	特立尼达和多巴哥
ARE	阿联酋
TUN	突尼斯
TUR	土耳其
TKM	土库曼斯坦

续表

值	值含义
TCA	特克斯和凯科斯群岛
TUV	图瓦卢
UGA	乌干达
UKR	乌克兰
MKD	前南马其顿
EGY	埃及
GBR	英国
TZA	坦桑尼亚
USA	美国
VIR	美属维尔京群岛
BFA	布基纳法索
URY	乌拉圭
UZB	乌兹别克斯坦
VEN	委内瑞拉
WLF	瓦利斯和富图纳
WSM	萨摩亚
YEM	也门
YUG	南斯拉夫
ZMB	赞比亚

3. 中国各民族代码表（GB/T 3304—1991）

值	值含义
01	汉族
02	蒙古族
03	回族
04	藏族
05	维吾尔族
06	苗族
07	彝族
08	壮族
09	布依族
10	朝鲜族
11	满族
12	侗族
13	瑶族
14	白族
15	土家族
16	哈尼族
17	哈萨克族
18	傣族
19	黎族
20	傈僳族

值	值含义
21	佤族
22	畲族
23	高山族
24	拉祜族
25	水族
26	东乡族
27	纳西族
28	景颇族
29	柯尔克孜族
30	土族
31	达斡尔族
32	仫佬族
33	羌族
34	布朗族
35	撒拉族
36	毛南族
37	仡佬族
38	锡伯族
39	阿昌族
40	普米族

值	值含义
41	塔吉克族
42	怒族
43	乌孜别克族
44	俄罗斯族
45	鄂温克族
46	德昂族
47	保安族
48	裕固族
49	京族
50	塔塔尔族
51	独龙族
52	鄂伦春族
53	赫哲族
54	门巴族
55	珞巴族
56	基诺族

4. 身份证件类别代码表（WS 364.3—2011）

值	值含义
01	居民身份证
02	居民户口簿
03	护照
04	军官证
05	驾驶证
06	港澳居民来往内地通行证
07	台湾居民来往内地通行证
99	其他法定有效证件

5. 职业类别代码表（WS 364.3—2011）

值	值含义
01	幼托儿童
02	散居儿童
03	学生（大、中、小学）
04	教师
05	保育员及保姆
06	餐饮食品业
07	商业服务
08	医务人员
09	工人

值	值含义
10	民工
11	农民
12	牧民
13	渔(船)民
14	干部职员
15	离退人员
16	家务及待业
17	不详
99	其他

6. 卫生机构级别代码表(WS 364.14—2011)

值	值含义
01	省级(市)医院
02	地区级(市)医院
03	县级(区)医院
04	乡镇卫生院(社区服务中心)
05	村卫生室(社区服务站)
06	未就诊
07	不详
99	其他

7. 医疗卫生机构业务科室分类代码表(国卫办规划函〔2019〕380号)

值	值含义
A01	预防保健科
A02	全科医疗科
A03	内科
A03.01	呼吸内科专业
A03.02	消化内科专业
A03.03	神经内科专业
A03.04	心血管内科专业
A03.05	血液内科专业
A03.06	肾病学专业
A03.07	内分泌专业
A03.08	免疫学专业
A03.09	变态反应专业
A03.10	老年病专业
A03.11	其他
A04	外科
A04.01	普通外科专业
A04.01.01	肝脏移植项目
A04.01.02	胰腺移植项目
A04.01.03	小肠移植项目
A04.02	神经外科专业

值	值含义
A04.03	骨科专业
A04.04	泌尿外科专业
A04.04.01	肾脏移植项目
A04.05	胸外科专业
A04.05.01	肺脏移植项目
A04.06	心脏大血管外科专业
A04.06.01	心脏移植项目
A04.07	烧伤科专业
A04.08	整形外科专业
A04.09	其他
A05	妇产科
A05.01	妇科专业
A05.02	产科专业
A05.03	计划生育专业
A05.04	优生学专业
A05.05	生殖健康与不孕症专业
A05.06	其他
A06	妇女保健科
A06.01	青春期保健专业
A06.02	围产期保健专业
A06.03	更年期保健专业

值	值含义
A06.04	妇女心理卫生专业
A06.05	妇女营养专业
A06.06	其他
A07	儿科
A07.01	新生儿专业
A07.02	小儿传染病专业
A07.03	小儿消化专业
A07.04	小儿呼吸专业
A07.05	小儿心脏病专业
A07.06	小儿肾病专业
A07.07	小儿血液病专业
A07.08	小儿神经病学专业
A07.09	小儿内分泌专业
A07.10	小儿遗传病专业
A07.11	小儿免疫专业
A07.12	其他
A08	小儿外科
A08.01	小儿普通外科专业
A08.02	小儿骨科专业
A08.03	小儿泌尿外科专业
A08.04	小儿胸心外科专业

值	值含义
A08.05	小儿神经外科专业
A08.06	其他
A09	儿童保健科
A09.01	儿童生长发育专业
A09.02	儿童营养专业
A09.03	儿童心理卫生专业
A09.04	儿童五官保健专业
A09.05	儿童康复专业
A09.06	其他
A10	眼科
A11	耳鼻咽喉科
A11.01	耳科专业
A11.02	鼻科专业
A11.03	咽喉科专业
A11.04	其他
A12	口腔科
A12.01	牙体牙髓病专业
A12.02	牙周病专业
A12.03	口腔黏膜病专业
A12.04	儿童口腔专业
A12.05	口腔颌骨外科专业

值	值含义
A12.06	口腔修复专业
A12.07	口腔正畸专业
A12.08	口腔种植专业
A12.09	口腔麻醉专业
A12.10	口腔颌面医学影像专业
A13	皮肤科
A13.01	皮肤病专业
A13.02	性传播疾病专业
A13.03	其他
A14	医疗美容科
A15	精神科
A15.01	精神病专业
A15.02	精神卫生专业
A15.03	药物依赖专业
A15.04	精神康复专业
A15.05	社区防治专业
A15.06	临床心理专业
A15.07	司法精神专业
A15.08	其他
A16	传染科
A16.01	肠道传染病专业

值	值含义
A16.02	呼吸道传染病专业
A16.03	肝炎专业
A16.04	虫媒传染病专业
A16.05	动物源性传染病专业
A16.06	蠕虫病专业
A16.07	其他
A17	结核病科
A18	地方病科
A19	肿瘤科
A20	急诊医学科
A21	康复医学科
A22	运动医学科
A23	职业病科
A23.01	职业中毒专业
A23.02	肺尘埃沉着病专业
A23.03	放射病专业
A23.04	物理因素损伤专业
A23.05	职业健康监护专业
A23.06	其他
A24	临终关怀科
A25	特种医学与军事医学科

值	值含义
A26	麻醉科
A27	疼痛科
A28	重症医学科
A30	医学检验科
A30.01	临床体液、血液专业
A30.02	临床微生物学专业
A30.03	临床生化检验专业
A30.04	临床免疫、血清学专业
A30.05	临床细胞分子遗传学专业
A30.06	其他
A31	病理科
A32	医学影像科
A32.01	X 线诊断专业
A32.02	CT 诊断专业
A32.03	磁共振成像诊断专业
A32.04	核医学专业
A32.05	超声诊断专业
A32.06	心电诊断专业
A32.07	脑电及脑血流图诊断专业
A32.08	神经肌肉电图专业
A32.09	介入放射学专业

值	值含义
A32.10	放射治疗专业
A32.11	其他
A50	中医科
A50.01	内科专业
A50.02	外科专业
A50.03	妇产科专业
A50.04	儿科专业
A50.05	皮肤科专业
A50.06	眼科专业
A50.07	耳鼻咽喉科专业
A50.08	口腔科专业
A50.09	肿瘤科专业
A50.10	骨伤科专业
A50.11	肛肠科专业
A50.12	老年病科专业
A50.13	针灸科专业
A50.14	推拿科专业
A50.15	康复医学专业
A50.16	急诊科专业
A50.17	预防保健科专业
A50.18	其他

值	值含义
A51	民族医学科
A51.01	维吾尔医学
A51.02	藏医学
A51.03	蒙医学
A51.04	彝医学
A51.05	傣医学
A51.06	其他
A52	中西医结合科
A69	其他业务科室
B01	传染病预防控制科(中心)
B02	性病艾滋病预防控制科(中心)
B03	结核病预防控制科(中心)
B04	血吸虫预防控制科(中心)
B05	慢性非传染性疾病预防控制科(中心)
B06	寄生虫病预防控制科(中心)
B07	地方病控制科(中心)
B08	精神卫生科(中心)
B09	妇幼保健科
B10	免疫规划科(中心)
B11	农村改水技术指导科(中心)
B12	疾病控制与应急处理办公室

值	值含义
B13	食品卫生科
B14	环境卫生所
B15	职业卫生科
B16	放射卫生科
B17	学校卫生科
B18	健康教育科(中心)
B19	预防医学门诊
B69	其他业务科室
C01	综合卫生监督科
C02	产品卫生监督科
C03	职业卫生监督科
C04	环境卫生监督科
C05	传染病执法监督科
C06	医疗服务监督科
C07	稽查科(大队)
C08	许可受理科
C09	放射卫生监督科
C10	学校卫生监督科
C11	食品安全监督科
C69	其他
D71	护理部

值	值含义
D72	药剂科(药房)
D73	感染科
D74	输血科(血库)
D81	办公室
D82	人事科
D83	财务科
D84	设备科
D85	信息科(中心)
D86	医政科
D87	教育培训科
D88	总务科
D89	新农合管理办公室
D99	其他科室

8. 常见慢性疾病史代码表

值	值含义
1	糖尿病
2	高血压
3	血脂异常
4	冠心病
9	其他

9. 病毒性肝炎史代码表

值	值含义
1	甲型肝炎
2	乙型肝炎
3	丙型肝炎
4	丁型肝炎
5	戊型肝炎

10. 其他病毒感染史代码表

值	值含义
1	巨细胞病毒感染
2	EB 病毒感染
3	肠道病毒感染
4	疱疹病毒感染
5	黄热病毒感染
6	腺病毒感染
9	其他

11. 肝脏其他疾病史代码表

值	值含义
1	肝脏肿瘤
2	妊娠急性脂肪肝
3	自身免疫性肝病
4	肝脏手术
5	肝移植术后
9	其他

12. 遗传代谢疾病史代码表

值	值含义
1	肝豆状核变性
2	遗传性糖代谢障碍
3	遗传性酪氨酸血症
4	尿素循环障碍
5	脂肪酸氧化障碍
6	线粒体肝病
7	基因突变
9	其他

13. 循环衰竭疾病史代码表

值	值含义
1	缺血缺氧
2	休克
3	充血性心力衰竭
9	其他

14. 肝损伤性药物用药史类别代码表

值	值含义
1	对乙酰氨基酚
2	抗结核药物
3	抗肿瘤药物
4	中草药
5	抗风湿病药物
6	抗代谢药物
7	精神药物和神经系统药物
8	膳食补充剂
9	其他

15. 肝衰竭治疗用药类型代码表

值	值含义
1	抗肝炎病毒药物
2	免疫调节药物
3	降酶药物
4	利胆退黄药物
5	一般护肝药物
6	中草药
7	微生态调节剂
8	抗感染药物
9	其他

16. 药物剂型代码表（WS 364.16—2011）

值	值含义
00	原料
01	片剂(素片、压制片),浸膏片,非包衣片
02	糖衣片,包衣片,薄膜衣片
03	咀嚼片,糖片,异型片,糖胶片
04	肠溶片(肠衣片)
05	调释片,缓释片,控释片,速释片,长效片,多层片
06	泡腾片
07	舌下片

值	值含义
08	含片,漱口片(含漱片),喉症片(喉片),口腔黏附片
09	外用片,外用膜,坐药片,环形片
10	阴道片,外用阴道膜,阴道用药,阴道栓片
11	水溶片,眼药水片
12	分散片(适应片)
13	纸片(纸型片),膜片(薄膜片)
14	丸剂,药丸,眼丸,耳丸,糖丸,糖衣丸,浓缩丸,调释丸,水丸
15	粉针剂(冻干粉针剂),冻干粉
16	注射液(水针剂),油针剂,混悬针剂
17	注射溶媒(在16有冲突时,可代油针剂、混悬针剂)
18	输液剂,血浆代用品
19	胶囊剂,硬胶囊
20	软胶囊,滴丸,胶丸
21	肠溶胶囊,肠溶胶丸
22	调释胶囊,控释胶囊,缓释胶囊
23	溶液剂,含漱液,内服混悬液
24	合剂
25	乳剂,乳胶
26	凝胶剂,胶剂(胶体),胶冻,胶体微粒
27	胶浆剂

续表

值	值含义
28	芳香水剂(露剂)
29	滴剂
30	糖浆剂(蜜浆剂)
31	口服液
32	浸膏剂
33	流浸膏剂
34	酊剂
35	醑剂
36	酏剂
37	洗剂,阴道冲洗剂
38	搽剂(涂剂、擦剂),外用混悬液剂
39	油剂,甘油剂
40	棉胶剂(火棉胶剂)
41	涂膜剂
42	涂布剂
43	滴眼剂,洗眼剂,粉剂眼药
44	滴鼻剂,洗鼻剂
45	滴耳剂,洗耳剂
46	口腔药剂,口腔用药,牙科用药
47	灌肠剂

续表

值	值含义
48	软膏剂(油膏剂、水膏剂)
49	霜剂(乳膏剂)
50	糊剂
51	硬膏剂,橡皮膏
52	眼膏剂
53	散剂(内服散剂、外用散剂、粉剂、撒布粉)
54	颗粒剂(冲剂),晶剂(结晶、晶体),干糖浆
55	泡腾颗粒剂
56	调释颗粒剂,缓释颗粒剂
57	气雾剂,水雾剂(加抛射剂)
58	喷雾剂(不加抛射剂)
59	混悬雾剂(水、气、粉三相)
60	吸入药剂(鼻吸式),粉雾剂
61	膜剂(口腔膜)
62	海绵剂
63	栓剂,痔疮栓,耳栓
64	植入栓
65	透皮剂,贴剂(贴膏、贴膜),贴片
66	控释透皮剂,控释贴片,控释口颊片
67	划痕剂

值	值含义
68	珠链(泥珠链)
69	锭剂,糖锭
70	微囊胶囊(微丸胶囊)
71	干混悬剂(干悬乳剂、口服乳干粉)
72	吸入剂(气体)
90	试剂盒(诊断用试剂),药盒
99	其他剂型(空心胶囊、绷带、纱布、胶布)

17. 饮酒种类代码表(WS 364.5—2011)

值	值含义
1	白酒
11	白酒(≥42度)
12	白酒(<42度)
2	啤酒
3	红酒
4	黄酒
9	其他

18. 过敏药物种类代码表

值	值含义
1	青霉素类抗生素
2	磺胺类抗生素
3	头孢类抗生素
4	含碘药品
5	酒精
6	镇静麻醉剂
9	其他

19. 家庭关系代码表（GB/T 4761—2008）

值	值含义
01	本人
02	户主
10	配偶
11	夫
12	妻
20	子
21	独生子
22	长子
23	次子
24	三子

续表

值	值含义
25	四子
26	五子
27	养子或继子
28	女婿
29	其他儿子
30	女
31	独生女
32	长女
33	次女
34	三女
35	四女
36	五女
37	养女或继女
38	儿媳
39	其他女儿
40	孙子、孙女或外孙子、外孙女
41	孙子
42	孙女
43	外孙子
44	外孙女
45	孙媳妇或外孙媳妇

值	值含义
46	孙女婿或外孙女婿
47	曾孙子或曾外孙子
48	曾孙女或曾外孙女
49	其他孙子、孙女或外孙子、外孙女
50	父母
51	父亲
52	母亲
53	公公
54	婆婆
55	岳父
56	岳母
57	继父或养父
58	继母或养母
59	其他父母关系
60	祖父母或外祖父母
61	祖父
62	祖母
63	外祖父
64	外祖母
65	配偶的祖父母或外祖父母
66	曾祖父

值	值含义
67	曾祖母
68	配偶的曾祖父母或外曾祖父母
69	其他祖父母或外祖父母关系
70	兄弟姐妹
71	兄
72	嫂
73	弟
74	弟媳
75	姐姐
76	姐夫
77	妹妹
78	妹夫
79	其他兄弟姐妹
80	其他
81	伯父
82	伯母
83	叔父
84	婶母
85	舅父
86	舅母

值	值含义
87	姨父
88	姨母
89	姑父
90	姑母
91	堂兄弟、堂姐妹
92	表兄弟、表姐妹
93	侄子
94	侄女
95	外甥
96	外甥女
97	其他亲属
99	非亲属

20. 意识状态代码表（DB 33/T 853—2011）

值	值含义
01	正常
02	睡眠倒错
03	嗜睡
04	谵妄

续表

值	值含义
05	意识模糊
06	意识错乱
07	意识混浊
08	昏睡状态
09	昏迷状态
99	其他

21. 消化道症状代码表（T/CHIA 15.3—2020）

值	值含义
1	恶心
2	呕吐
3	食欲缺乏
4	腹胀
5	腹痛
6	腹泻
9	其他

22. 肝衰竭分型代码表

值	值含义
1	急性
2	亚急性
3	慢加急性
4	慢性

23. 慢加急性肝衰竭分期代码表

值	值含义
1	前期
2	早期
3	中期
4	晚期
5	不明

24. 出血部位代码表

值	值含义
1	颅内
2	鼻咽部
3	肺部
4	胃肠道

值	值含义
5	腹膜后
6	肾脏
7	皮肤注射部位
8	子宫附件
9	其他

25. 感染部位代码表

值	值含义
01	口腔
02	肺部
03	肠道
04	腹腔
05	血液系统
06	泌尿系统
07	皮肤软组织
08	手术部位
09	女性生殖系统
99	其他

26. 感染源类型代码表

值	值含义
1	细菌
2	真菌
3	病毒
9	其他

27. 营养状况代码表

值	值含义
1	正常
2	轻度营养不良
3	中度营养不良
4	严重营养不良

28. 肝外器官衰竭代码表

值	值含义
1	循环衰竭
2	肺衰竭
3	肾衰竭
4	全脏器衰竭
9	其他

29. 肝性脑病分期代码表

值	值含义
1	潜伏期
2	前驱期
3	昏迷前期
4	昏睡期
5	昏迷期

30. 肝肾综合征分型代码表

值	值含义
1	AKI
2	HRS–AKI
3	HRS–AKD
4	HRS–CKD

31. 人工肝并发症代码表

值	值含义
01	出血
02	凝血
03	低血压

续表

值	值含义
04	过敏反应
05	继发感染
06	溶血
07	空气栓塞
08	微粒栓塞
09	失衡综合征
10	消化道症状
11	丢失综合征

32. 肝移植术后并发症代码表

值	值含义
1	术后出血
2	血管并发症
3	胆管并发症
4	代谢并发症
5	肾功能不全及肾衰竭
9	其他系统并发症

33. 总体疗效评估代码表（T/CMDA 003—2020）

值	值含义
1	明显好转
2	部分好转
3	稍好转
4	无变化
5	稍恶化
6	明显恶化
7	严重恶化

34. 病情转归代码表（WS 364.11—2011）

值	值含义	说明
1	治愈	达到治愈标准或症状消失、功能恢复、创口愈合
2	好转	达到好转标准或症状减轻、功能部分恢复、体征改善
3	稳定	病情无明显变化或加重
4	恶化	病情加重
5	死亡	受试者死亡
9	其他	通常指非伤病而又需医学处置的情况

35. 换药／中断用药原因史代码表

值	值含义
1	疗效差
2	起效慢
3	费用高
4	经济困难
5	症状好转
6	治愈
7	不良事件
9	其他

36. 采集样本类型代码表

值	值含义
1	血清
2	唾液
3	痰液
4	下呼吸道分泌物
5	腹水
6	尿液
7	结肠灌洗液
8	粪便
9	其他

37. 血栓弹力图检测结果代码表

值	值含义
1	正常
2	高凝状态
3	低凝状态
4	原发性高纤溶状态

38. 影像学检查方法代码表

值	值含义
1	X 线
2	CT
21	CT 平扫
22	增强 CT
3	超声
31	B 超
32	彩超
33	超声造影
34	顺势弹性成像
4	MRI
41	MRI 平扫
42	增强 MRI

39. 肝细胞坏死分类代码表

值	值含义
1	大块坏死
2	亚大块坏死
3	融合性坏死
4	桥接坏死
5	点状坏死

40. 组学检测类别代码表

值	值含义
1	基因组学
2	代谢组学
3	微生物组学
4	转录组学
5	蛋白质组学
9	其他

41. DNA 测序方法分类代码表

值	值含义
1	全基因组测序
2	全外显子测序
3	靶向基因测序
9	其他

42. 基因变异影响分类代码表

值	值含义
1	致病性变异
2	可能致病性的变异
3	意义不明确的变异
4	可能良性的变异
5	良性变异

43. 肠道微生物组测序方法分类代码表

值	值含义
1	16s 扩增子测序
2	QPCR
3	宏基因组
4	芯片
9	其他

44. 不良事件类别代码表 (国卫办规划函〔2019〕380 号)

值	值含义
01	信息传递错误事件
02	治疗错误事件
03	方法 / 技术错误事件

续表

值	值含义
04	药物调剂分发错误事件
05	输血事件
06	设备器械使用事件
07	导管操作事件
08	医疗技术检查事件
09	基础护理事件
010	营养与饮食事件
011	物品运送事件
012	放射安全事件
013	诊疗记录事件
014	知情同意事件
015	医护安全事件
016	其他事件

45. 不良事件报告类别代码表

值	值含义
01	首次报告
02	随访报告
03	总结报告
04	跟踪报告

46.SAE 与治疗措施的关系代码表(国卫办规划函〔2019〕380 号)

值	值含义
01	肯定有关
02	肯定无关
03	可能有关
04	可能无关
05	无法判定

47. 可疑药品分类代码表(国卫办规划函〔2019〕380 号)

值	值含义
1	中药
2	化学药
3	治疗用生物制剂
4	预防用生物制剂
9	其他

48. 药品不良事件治疗变化代码表(T/CMDA 003—2020)

值	值含义
1	剂量不变
2	剂量减少
3	中断用药
4	终止用药

值	值含义
5	未停止治疗
6	未知

49. 可疑疫苗类型代码表

值	值含义
1	灭活疫苗
2	减毒活疫苗
3	亚单位疫苗
4	基因工程疫苗
9	其他

50. 医械不良事件处理代码表

值	值含义
1	中断治疗
2	终止治疗
3	未停止治疗
4	未知

51. 不良事件结局代码表（T/CMDA 003—2020）

值	值含义
1	恢复
2	已恢复
21	无后遗症
22	有后遗症
4	稳定
5	恶化
6	死亡
7	其他

52. 药物治疗方法分类代码表

值	值含义
1	一般支持治疗
2	对症治疗
3	病因治疗
4	并发症治疗
5	预防治疗

53. 药物类型代码表

值	值含义
01	抗病毒药物
02	糖皮质激素类
03	抗菌药物类
04	免疫治疗类
05	营养支持类
06	微生态制剂
07	受体拮抗剂
08	中药
09	促肝细胞再生药物
99	其他

54. 用药途径代码表（WS 364.12—2011）

值	值含义	说明
1	口服	经口吞服药物
2	直肠用药	将药物经肛门塞入或注入直肠
3	舌下用药	将药物置于舌下/颊部的给药方法
4	注射用药	将药物经过表皮注入体内
401	皮下注射	将药物注射于皮下组织
402	皮内注射	将药物注射于皮内组织
403	肌内注射	将药物注射于肌肉组织内

续表

值	值含义	说明
404	静脉注射或静脉滴注	将药物注入静脉血管内
5	吸入用药	将药物化为气雾状而后由呼吸道吸入
6	局部用药	主要发挥局部作用的给药方法
601	椎管内用药	将药物注入椎管内
602	关节腔内用药	将药物注入关节腔内
603	胸膜腔用药	将药物注入胸膜腔内
604	腹腔用药	将药物注入腹腔内
605	阴道用药	将药物置于阴道中
606	气管内用药	将药物注入气管内
607	滴眼	将药物经眼滴入
608	滴鼻	将药物经鼻滴入
609	喷喉	将药物喷于喉部黏膜表面
610	含化	将药物置于口腔内含化
611	敷伤口	将药物直接敷于伤口表面
612	擦皮肤	用药物擦拭皮肤
699	其他局部用药途径	其他局部用药突进
9	其他用药途径	增补的用药途径内容

55. 肝移植手术方法分类代码表

值	值含义
1	原位肝移植
2	异位肝移植
3	活体肝移植
4	劈离式肝移植
5	血型不合肝移植

56. 干细胞来源分类代码表

值	值含义
1	自体骨髓间充质干细胞
2	异体骨髓间充质干细胞
3	脐血间充质干细胞
4	胚胎干细胞

57. 粪便微生物给入途径代码表

值	值含义
1	上消化道
11	口服
2	中消化道
21	鼻肠管

值	值含义
22	胃镜钳道孔
23	经皮内镜胃造瘘空肠管
3	下消化道
31	结肠镜
32	灌肠
33	结肠造瘘口
34	经内镜肠道植管术
9	其他给入途径

58. 医疗费用来源类别代码表（WS 364.13—2011）

值	值含义
01	城镇职工基本医疗保险
02	城镇居民基本医疗保险
03	新型农村合作医疗
04	贫困救助
05	商业医疗保险
06	全公费
07	全自费
99	其他

59. 医保付费方式代码表(国卫办规划函〔2019〕380 号)

值	值含义
01	总额预付
02	病组付费
03	单病种付费
04	人头付费
97	项目付费
98	按床日付费(含日间)
99	非医疗保险

参考文献 ▲

[1] 中华人民共和国国家卫生和计划生育委员会. WS 445.10—2014 电子病历基本数据集 第 10 部分: 住院病案首页 [S/OL]. (2014-05-30) [2022-08-01]. http://www.nhc.gov.cn/ewebeditor/uploadfile/2014/06/20140620112017947.PDF.

[2] 中华人民共和国卫生部. WS 363.3—2011 卫生信息数据元目录 第 3 部分: 人口学及社会经济学特征 [S/OL]. (2011-08-02) [2022-08-01]. http://www.nhc.gov.cn/zwgkzt/s9497/201108/52743/files/0ed359f35e824d2a94a99ba2f4241e09.pdf.

[3] 中华人民共和国国家卫生和计划生育委员会. WS 445.1—2014 电子病历基本数据集 第 1 部分: 病历概要 [S/OL]. (2014-05-30) [2022-08-01]. http://www.nhc.gov.cn/ewebeditor/uploadfile/2014/06/20140620111008557.PDF.

[4] 中华人民共和国卫生部. WS 365—2011 城乡居民健康档案基本数据集 [S/OL]. (2011-08-02) [2022-08-01]. http://www.nhc.gov.cn/wjw/s9497/201108/52775/files/fa747f4fc6204368bfb3777a926a9624.pdf.

[5] 王秋菊, 沈亦平, 陈少科, 等. 遗传变异分类标准与指南 [J]. 中国科学: 生命科学, 2017, 47 (6): 668-688.

[6] 中华人民共和国卫生部. WS 363.2—2011 卫生信息数据元目录 第 2 部分: 标识 [S/OL]. (2011-08-02) [2022-08-01]. http://www.nhc.gov.cn/wjw/s9497/201108/52742/files/996ba80e2f2d4dc7b167b09310da599d.pdf.

[7] 中华人民共和国卫生部. WS 363.12—2011 卫生信息数据元目录 第 12 部分: 计划与干预 [S/OL]. (2011-08-02) [2022-08-01]. http://www.nhc.gov.cn/wjw/s9497/201108/52752/files/fec667380bbe4fce924863882620fb43.pdf.

[8] 中华人民共和国卫生部. WS 363.14—2011 卫生信息数据元目录 第 14 部分: 卫生机构 [S/OL]. (2011-08-02) [2022-08-01]. http://www.nhc.gov.cn/wjw/s9497/201108/52754/files/e1e5149bea68485f8f68c2da87d02cff.pdf.

[9] 中国居民营养与慢性病状况报告 (2020 年) [J]. 营养学报, 2020, 42 (6): 521.

[10] 中华人民共和国卫生部. WS 363.1—2011 卫生信息数据元目录 第 1 部分: 总则 [S/OL]. (2011-08-02) [2022-08-01]. http://www.nhc.gov.cn/zwgkzt/s9497/201108/52741/files/4e1578611ca94f5abfec52923717bcbc.pdf.

[11] 中华医学会感染病学分会, 中华医学会肝病学分会. 慢性乙型肝炎防治指南 (2019 年版) [J]. 中华传染病杂志, 2019, 37 (12): 711-736.

[12] 中华医学会感染病学分会肝衰竭与人工肝学组,中华医学会肝病学分会重型肝病与人工肝学组.肝衰竭诊治指南(2018年版)[J].临床肝胆病杂志,2019,35(1):38-44.

[13] 中国中西医结合学会传染病专业委员会,中国中西医结合学会肝病专业委员会,中华中医药学会肝胆病分会.HBV相关慢加急性肝衰竭中西医结合诊疗推荐意见[J].临床肝胆病杂志,2019,35(6):1215-1221.

[14] SQUIRES J E,ALONSO E M,IBRAHIM S H,et al. North American Society for Pediatric Gastroenterology,Hepatology,and Nutrition Position Paper on the Diagnosis and Management of Pediatric Acute Liver Failure[J]. J Pediatr Gastroenterol Nutr,2022,74(1):138-158.

[15] FERNÁNDEZ J,PRADO V,TREBICKA J,et al. Multidrug-resistant bacterial infections in patients with decompensated cirrhosis and with acute-on-chronic liver failure in Europe[J].J Hepatol,2019,70(3):398-411.

[16] 中华医学会,中华医学会杂志社,中华医学会消化病学分会,等.药物性肝损伤基层诊疗指南(2019年)[J].中华全科医师杂志,2020,19(10):868-875.

[17] 中华人民共和国卫生部.WS 363.16—2011卫生信息数据元目录 第16部分:药品、设备与材料[S/OL].(2011-08-02)[2022-08-01].http://www.nhc.gov.cn/zwgkzt/s9497/201108/52756/files/19941b612af74d16ae78337bb0683878.pdf.

[18] 李晓芸,唐洁婷.药物性肝损伤的流行病学[J].临床肝胆病杂志,2021,37(11):2510-2514.

[19] 国家药监局,国家卫生健康委.药物临床试验质量管理规范[S/OL].(2020-04-23)[2022-08-01].https://www.nmpa.gov.cn/xxgk/fgwj/xzhgfxwj/20200426162401243.html.

[20] DEVARBHAVI H,AITHAL G,TREEPRASERTSUK S,et al. Drug-induced liver injury:Asia Pacific Association of Study of Liver consensus guidelines[J]. Hepatol Int,2021,15(2):258-282.

[21] 中华人民共和国卫生部.WS 363.5—2011卫生信息数据元目录 第5部分:健康危险因素[S/OL].(2011-08-02)[2022-08-01].http://www.nhc.gov.cn/zwgkzt/s9497/201108/52745/files/b7c67540095044ed9a8f703d0ee38ebb.pdf.

[22] 中国医师协会.T/CMDA 003—2020肝胆疾病标准数据规范:肝癌科研病历标准数据集[S/OL].(2020-10-18)[2022-08-01].http://www.ttbz.org.cn/StandardManage/Detail/39410/.

[23] 中华人民共和国卫生部.WS 363.4—2011卫生信息数据元目录 第4部分:健康史[S/OL].(2011-08-02)[2022-08-01].http://www.nhc.gov.cn/zwgkzt/s9497/201108/52744/files/0e94663deff34c95969a1d3e9870d5d0.pdf.

[24] 中华医学会肝病学分会,中华医学会感染病学分会.丙型肝炎防治指南(2019年版)[J].中华肝脏病杂志,2019,27(12):962-979.

[25] CHAVANY J,CANO A,ROQUELAURE B,et al. Mutations in NBAS and SCYL1,genetic causes of recurrent liver failure in children:Three case reports and a literature review[J].Arch Pediatr,2020,27(3):155-159.

[26] 浙江省质量技术监督局 .DB 33/T 853—2011 传染病防治基本数据集 [S/OL]. (2011–12–30) [2022–08–01]. https://dbba.sacinfo.org.cn/stdDetail/b35341e5846ebf769da26df2894f01c4.

[27] 中国卫生信息与健康医疗大数据学会 . T/CHIA 19.1—2021 脑血管病电子病历数据集标准 第 1 部分：入院记录 [S/OL]. (2021–07–11) [2022–08–01]. http://www.ttbz.org.cn/Pdfs/Index/?ftype=st&pms=54360.

[28] 中华人民共和国卫生部 .WS 363.7—2011 卫生信息数据元目录 第 7 部分：体格检查 [S/OL]. (2011–08–02) [2022–08–01]. http://www.nhc.gov.cn/zwgkzt/s9497/201108/52747/files/33df0add0fec46f2bc033a06e36b39d3.pdf.

[29] 中国卫生信息与健康医疗大数据学会 . T/CHIA 15.3—2020 新型冠状病毒肺炎基本数据集 第 3 部分：随访 [S/OL]. (2021–07–11) [2022–08–01]. http://www.ttbz.org.cn/Pdfs/Index/?ftype=st&pms=54351.

[30] BAJAJ J S, O'LEARY J G, LAI J C, et al. Acute-on-Chronic Liver Failure Clinical Guidelines[J].Am J Gastroenterol, 2022, 117（2）: 225–252.

[31] 王海燕 . KDIGO 急性肾损伤临床实践指南 [M]. 北京：人民卫生出版社, 2013.

[32] 李兰娟 . 李氏人工肝实战手册 [M]. 杭州：浙江大学出版社, 2020.

[33] 中华医学会器官移植学分会 . 中国肝移植术后并发症诊疗规范 (2019 年版)[J]. 中华移植杂志, 2019, 13 (4): 269–272.

[34] 姜远英，文爱东 . 临床药物治疗学 [M].4 版 . 北京：人民卫生出版社, 2016.

[35] 中华人民共和国卫生部 . WS 363.10—2011 卫生信息数据元目录 第 10 部分：医学诊断 [S/OL]. (2011–08–02) [2022–08–01]. http://www.nhc.gov.cn/wjw/s9497/201108/52750/files/c8b91f0131f74193ae2180d601a6c231.pdf.

[36] 中华人民共和国国家卫生和计划生育委员会 .WS 445.12—2014 电子病历基本数据集 第 12 部分：入院记录 [S/OL]. (2014–05–30) [2022–08–01]. http://www.nhc.gov.cn/ewebeditor/uploadfile/2014/06/20140620112138953.PDF.

[37] 中华人民共和国卫生部 .WS 363.8—2011 卫生信息数据元目录 第 8 部分：临床辅助检查 [S/OL]. (2011–08–02) [2022–08–01]. http://www.nhc.gov.cn/zwgkzt/s9497/201108/52748/files/2461fcfa8435441a98cbc2401fd91056.pdf.

[38] 中华人民共和国卫生部 .WS 363.9—2011 卫生信息数据元目录 第 9 部分：实验室检查 [S/OL]. (2011–08–02) [2022–08–01]. http://www.nhc.gov.cn/zwgkzt/s9497/201108/52749/files/0c928dbbfb73441797bc444f8f72a822.pdf.

[39] 国家卫生健康委员会办公厅，国家中医药管理局办公室 . 新型冠状病毒肺炎诊疗方案 (试行第九版)[S/OL]. (2022–03–14) [2022–08–01]. http://www.gov.cn/zhengce/zhengceku/2022–03/15/content_5679257.htm.

[40] KRISTIANSEN P A, PAGE M, BERNASCONI V, et al. WHO International Standard for anti-SARS-CoV-2 immunoglobulin[J]. Lancet, 2021, 397 (10282): 1347–1348.

[41] 中华医学会肝病学分会 . 自身免疫性肝炎诊断和治疗指南（2021）[J]. 临床肝胆病杂志，2022，38（1）：42-49.

[42] 中国卫生信息与健康医疗大数据学会 .T/CHIA 15.4—2020 新型冠状病毒肺炎基本数据集 第 4 部分：临床科研 [S/OL]. (2020-04-02) [2022-08-01]. http://www.ttbz.org.cn/Pdfs/Index/?ftype=st&pms=54352.

[43] 北京市市场监督管理局 .DB11/T 1866—2021 重症医学数据集 患者数据 [S/OL]. (2021-06-22) [2022-08-01]. https://dbba.sacinfo.org.cn/stdDetail/844ab3d026c909bb6618f8f895cff37a9332f6559d7640b21230f106c9fe2e70.

[44] NANCHAL R，SUBRAMANIAN R，KARVELLAS C J，et al. Guidelines for the Management of Adult Acute and Acute-on-Chronic Liver Failure in the ICU：Cardiovascular，Endocrine，Hematologic，Pulmonary，and Renal Considerations[J].Crit Care Med，2020，48（3）：e173-e191.

[45] 中国卫生信息与健康医疗大数据学会 .T/CHIA 2—2018 健康体检基本项目数据集 [S/OL]. (2018-10-19) [2022-08-01]. http://www.ttbz.org.cn/Pdfs/Index/?ftype=st&pms=27583.

[46] INOUE K，GOTO A，KISHIMOTO M，et al. Possible discrepancy of HbA1c values and its assessment among patients with chronic renal failure，hemodialysis and other diseases[J].Clin Exp Nephrol，2015，19（6）：1179-1183.

[47] 广东省医院协会 .T/GDPHA 026—2021 慢性阻塞性肺疾病临床研究通用标准数据集 [S/OL]. (2021-06-15) [2022-08-01]. http://www.ttbz.org.cn/StandardManage/Detail/47687/.

[48] GARCIA E R，VERGARA A，AZIZ F，et al. Changes in the gut microbiota and risk of colonization by multidrug-resistant bacteria，infection，and death in critical care patients[J].Clin Microbiol Infect，2022，28（7）：975-982.

[49] LIU J，XU Y，JIANG B. Novel Insights Into Pathogenesis and Therapeutic Strategies of Hepatic Encephalopathy，From the Gut Microbiota Perspective[J].Front Cell Infect Microbiol，2021，11：586427.

[50] 徐克，龚启勇，韩萍 . 医学影像学 [M].8 版 . 北京：人民卫生出版社，2018.

[51] 中国医师协会器官移植医师分会，移植免疫学专业委员会，中国研究型医院学会，等 . 成人慢加急性肝衰竭肝移植围手术期管理专家共识 [J]. 器官移植，2020，11（5）：533-542.

[52] 步宏，李一雷 . 病理学 [M].9 版 . 北京：人民卫生出版社，2018.

[53] 钱旭波，陈彤，徐一平，等 . 人类微生物组研究指南：研究设计、样本采集和生物信息学分析 [J]. 中华医学杂志，2020，133（15）：1844-1855.

[54] AIZARANI N，SAVIANO A，SAGAR，et al. A human liver cell atlas reveals heterogeneity and epithelial progenitors[J].Nature，2019，572（7768）：199-204.

[55] 贾伟 . 医学代谢组学 [M]. 上海：上海科学技术出版社，2011.

[56] 钱小红. 蛋白质组学与精准医学 [M]. 上海：上海交通大学出版社, 2018.

[57] SUN Z, LI X, WU D, et al. Circulating proteomic panels for diagnosis and risk stratification of acute-on-chronic liver failure in patients with viral hepatitis B[J]. Theranostics, 2019, 9 (4): 1200-1214.

[58] NIELSEN M C, HVIDBJERG GANTZEL R, CLÀRIA J, et al. Macrophage Activation Markers, CD163 and CD206, in Acute-on-Chronic Liver Failure[J]. Cells, 2020, 9 (5): 1175.

[59] ENGELMANN C, SHEIKH M, SHARMA S, et al. Toll-like receptor 4 is a therapeutic target for prevention and treatment of liver failure[J]. J Hepatol, 2020, 73 (1): 102-112.

[60] SARIN S K, CHOUDHURY A, SHARMA M K, et al. Acute-on-chronic liver failure: consensus recommendations of the Asian Pacific association for the study of the liver (APASL): an update[J]. Hepatol Int, 2019, 13 (4): 353-390.

[61] 国家食品药品监督管理局药品安全监管司. 药物研究监督管理办法 (试行)[S/OL]. (2004-07-29)[2022-08-01]. http://cfdi.org.cn/resource/news/2549.html.

[62] 国家卫生健康委办公厅. 全国医院数据上报管理方案 (试行)[S/OL]. (2019-04-19)[2022-08-01]. http://www.nhc.gov.cn/cms-search/xxgk/getManuscriptXxgk.htm?id=e615f42ce0f346149dc74e4457099af6.

[63] 国家市场监督管理总局, 国家卫生健康委员会. 医疗器械不良事件监测和再评价管理办法 [S/OL]. (2018-08-31)[2022-08-01]. https://www.nmpa.gov.cn/xxgk/fgwj/bmgzh/20180831121501654.html.

[64] 国家药品监督管理局. NMPAB/T 1002—2019 药品追溯码编码要求 [S/OL]. (2019-04-19)[2022-08-01]. https://www.nmpa.gov.cn/directory/web/nmpa/images/ufq80tKpxre84La9udzA7b7WMjAxOcTqtdozMrrFuau45ri9vP4yLnBkZg==.pdf.

[65] 国家药监局. 预防用疫苗临床试验不良事件分级标准指导原则 [S/OL]. (2019-12-31)[2022-08-01]. https://www.nmpa.gov.cn/xxgk/ggtg/qtggtg/20191231111901460.html.

[66] 国务院. 医疗器械监督管理条例 [S/OL]. (2021-02-09)[2022-08-01]. http://www.gov.cn/zhengce/content/2021-03/18/content_5593739.htm.

[67] 国家药监局. 医疗器械唯一标识系统规则 [S/OL]. (2019-08-23)[2022-08-01]. https://www.nmpa.gov.cn/xxgk/ggtg/qtggtg/20190827092601750.html.

[68] 中华医学会肝病学分会重型肝病与人工肝学组. 人工肝血液净化技术临床应用专家共识(2022 年版)[J]. 临床肝胆病杂志, 2022, 38 (4): 767-775.

[69] 贾战生. 肝病细胞治疗：基础与临床 [M]. 北京：人民卫生出版社, 2005.

[70] 中华人民共和国国家卫生和计划生育委员会 .WS 445.5—2014 电子病历基本数据集 第 5 部分：一般治疗处置记录 [S/OL]. (2014–05–30) [2022–08–01]. http://www.nhc.gov.cn/ewebeditor/uploadfile/2014/06/20140620111642783.PDF.

[71] 中华人民共和国国家卫生健康委员会 .WS/T 671—2020 国家卫生与人口信息数据字典 [S/OL]. (2020–05–22) [2022–08–01]. http://www.nhc.gov.cn/wjw/s9497/202006/39abb0b1898f426e8a919ddec78f2798/files/ee5bacb5dc534ec8a461d5081be83d88.pdf.

[72] 中华人民共和国卫生部 .WS 363.13—2011 卫生信息数据元目录 第 13 部分：卫生费用 [S/OL]. (2011–08–02) [2022–08–01]. http://www.nhc.gov.cn/wjw/s9497/201108/52753/files/39cc3267890f4fbb80e9b289b1a19df5.pdf.

[73] 国际单位转换器 [Z/OL].https://www.cloudvet.org/Mapi/unitConverter.